Sigrid Oldendorf-Caspar

Migräne meistern

Sigrid Oldendorf-Caspar

Migräne meistern

Hilfe zur Selbsthilfe

Ernährung • Entspannung • Naturheilkunde

Inhalt

Hilfe zur Selbsthilfe

Migräne: Hämmern auf einer Kopfseite, Übelkeit, womöglich auch noch Schwindel und Flimmern vor den Augen – eine einzige Qual. Wer Glück im Unglück hat, kann nach einigen Stunden aufatmen. Wer Pech hat, leidet bis zu drei Tage. Bei einigen Betroffenen kündigen sich die Attacken schon Tage vorher an, bei anderen nur Stunden. Die Vorzeichen sind höchst unterschiedlich. Sie reichen von bleierner Müdigkeit und ungebremstem Gähnen über Traurigkeit, genervte Reizbarkeit und Heißhunger auf Süßes bis zu überschäumender Aktivität, so, als solle alles noch schnell erledigt werden, bevor die Zwangspause kommt.

Migräne – häufig nicht erkannt

Unter Migräne leidet hierzulande etwa jeder Zehnte. Viele wissen nicht, dass ihre Erkrankung Migräne heißt. Man nimmt mal ein Schmerzmittel, probiert es mal mit Ruhe, fragt bei Gelegenheit einen Arzt. Denn während des Anfalls ist selbst ein Arztbesuch einfach zu lästig. Ist der Anfall vorbei, rät der Arzt häufig nur, zukünftig im Bedarfsfall ein Medikament zu nehmen. Man fühlt sich als Patient nicht ernst genommen, geht zur Tagesordnung über – bis die nächste Migräneattacke kommt. Letztendlich macht sich Enttäuschung breit, weil nichts richtig hilft und niemand versteht, dass die Kopfschmerzen über Stunden oder Tage hinweg wirklich schlimm sind, dann wieder alles vorbei ist.

Die Bezeichnung Migräne kommt aus dem Altgriechischen, denn die Erkrankung wurde schon in der Antike beschrieben. Sie setzt sich zusammen aus *mi* von *hemi* (halb) und *cranion* (Kopf), woraus Migräne wurde. Ursache für die wiederkehrenden Schmerzattacken ist eine erhöhte Empfindlichkeit des Nervensystems für äußere

So alt wie die Menschheit

oder innere Reizeinwirkungen. Die Empfindlichkeit beruht auf einer ererbten Disposition, die im Gehirn bei erheblichen Reizveränderungen eine Störung der Produktion und Freisetzung der Nervenübertragungsstoffe und somit der Reizübertragung auslöst. Trotz erheblichen Forschungsaufwands liegen die genauen Zusammenhänge aber noch im Dunkeln. Manche Ärzte gehen auch von einer Art energetischem Kollaps aus.

Frauen sind häufiger betroffen

Frauen sind wesentlich häufiger betroffen als Männer, da der Östrogenabfall während des monatlichen Zyklus ein sogenannter Triggerfaktor ist. Triggerfaktoren begünstigen individuell die Entstehung einer Migräne, sind aber keine zwangsläufigen Auslöser. Gerade Migränepatienten, bei denen die Erkrankung noch relativ milde verläuft, machen häufig die Erfahrung, dass die quälenden Kopfschmerzen nur auftreten, wenn mindestens zwei ungünstige Faktoren zusammenkommen. Zu diesen Faktoren zählen unterschiedlich von Mensch zu Mensch vor allem Stresssituationen, Nahrungsmittelunverträglichkeiten, zu wenig Schlaf, Wetterfühligkeit und die bereits erwähnten Hormonschwankungen. Im besten Fall kann also eine Verhaltensänderung schon bewirken, dass die Kopfschmerzattacken ausbleiben. Bei anderen Migränebetroffenen führt die Verhaltensänderung zumindest zu einem leichteren Verlauf. Und zwar ist dies immer dann der Fall, wenn eine Zusammenballung ungünstiger Faktoren zum Migräneanfall führt.

Migräne individuell meistern

Dieses Buch erläutert die möglichen Ursachen und leitet zur Selbstbeobachtung an, um Triggerfaktoren in den Griff zu bekommen. Denn wenn man als Frau beispielsweise feststellt, dass die Migräne immer mit dem Monatszyklus zu tun hat und besonders heftig wird, wenn in diesen

Tagen zusätzlich bestimmte Lebensmittel wie Rotwein, Salami und lang gereifter Käse getrunken und gegessen werden, oder der Schlaf zu kurz kommt, kann die ungünstige Konstellation vermieden werden, indem man um die monatliche Blutung herum darauf achtet, den Einfluss weiterer Faktoren – Schlafmangel oder bestimmte Lebensmittel – zu minimieren.

Nichtmedikamentöse Maßnahmen wie Verhaltensänderungen und gezielte Entspannungsübungen stehen in diesem Buch im Vordergrund. Wenn sie nicht reichen, empfiehlt es als nächste Stufe Naturheilmittel wie Minzöl, Nachtkerzenöl oder Ingwer. Es soll aber nicht geleugnet werden, dass viele Patienten nicht oder zumindest nicht immer ohne Medikamente auskommen. Sowohl die freiverkäuflichen Schmerzmittel als auch die verschreibungspflichtigen Medikamente gegen heftige Migräneattacken haben ihre Berechtigung. Jedoch sollte man sich nicht allein auf sie verlassen, da sie auch Nebenwirkungen haben und ein ständiger Konsum von Schmerzmitteln die Entstehung von Kopfschmerzen sogar begünstigt. Wenn Medikamente genommen werden, ist eine Zusammenarbeit mit einem Arzt sinnvoll, um bei der Medikation die Einstellung »so viel wie notwendig, aber so wenig wie möglich« zu erreichen. Wer häufiger als wirklich nur gelegentlich zur Tablette greift, sollte über den Schmerzmittelkonsum auf jeden Fall mit dem Hausarzt sprechen. Mindestens gilt es, das individuell am besten verträgliche und für den Anwendungszweck am besten geeignete Mittel auszuwählen. Im Bedarfsfall überweist der Hausarzt an einen Spezialisten. Auf dem Gebiet der Kopfschmerzen sind dies die Neurologen.

Kleine Maßnahmen können große Wirkung zeigen

Bei Einnahme von Medikamenten ist kompetente Beratung notwendig

Da die Ursachen der Migräne noch nicht geklärt sind und ebenso wenig ein Allheilmittel existiert, ist es für jede Patientin und jeden Patienten wichtig, an sich selbst zu beobachten, was gut tut, was nichts hilft, was die Migräne fördert. Solange es kein effektives Heilmittel gibt, müssen Betroffene wie bei anderen chronischen Erkrankungen lernen, mit der Migräne umzugehen, um sie auf möglichst niedrigem und erträglichem Niveau zu halten.

Wachsen Sie mit der Herausforderung Migräne!

Immer wiederkehrende Kopfschmerzen sind ein Problem, das nicht zu unterschätzen ist. Sie beeinflussen die Leistungsfähigkeit, das Berufs- und Sozialleben und können auch zwischen den Attacken die Lebensqualität vermindern. Viele Migränekranke verbergen ihr Leiden vor Kollegen und Freunden, um nicht als wehleidig abgestempelt zu werden. Schon wieder zu Hause, nur wegen Kopfschmerzen – das will man sich nicht nachsagen lassen. Die Medizin hingegen hat Migräne längst als ernst zu nehmende Erkrankung anerkannt. Die individuellen Schwierigkeiten hängen natürlich von der Stärke und der Zahl der Anfälle ab. Viele Betroffene haben nur selten Beschwerden und können diese mit Schmerzmitteln einigermaßen beherrschen.

Lassen Sie sich helfen

Trotzdem sollte man überlegen, wie man sein Migräneproblem minimieren könnte. Denn Schmerzmittelgebrauch ist immer nur die zweitbeste Wahl. Wer sich sehr gequält fühlt, sollte sich nicht scheuen, Unterstützung beim Hausarzt zu suchen und auch einmal eine Krankschreibung nicht ausschließen. Denn mit Brummschädel ist man nur halb bei der Sache, macht womöglich Fehler, die ebenso streng angekreidet werden könnten wie die Tatsache, ab und an mal einen Tag zu fehlen.

Was ist Migräne?

Es ist wichtig, die Migräne von anderen Arten des Kopfschmerzes abzugrenzen. Denn vieles, was dieses Buch zur Vermeidung und Linderung der Schmerzen rät, gilt nur für die Migräne. Migräne zählt zu den sogenannten primären Schmerzen, das heißt, der Schmerz ist die eigentliche Krankheit. Sekundäre Schmerzen sind symptomatische Schmerzen, die durch eine andere

Die Schmerzen sind die eigentliche Krankheit

Kleiner Ausflug in die Geschichte

Das Phänomen ist offenbar so alt wie die Menschheit. Hinweise auf Papyrusrollen bezeugen ebenso wie bildliche Darstellungen des Leidens, dass es Migränepatienten schon in den frühen Hochkulturen gab. Aus der griechischen Antike liegen genaue Beschreibungen vor. Der Arzt Hippokrates (400 v. Chr.) unterschied als Erster zwischen Migräne mit und ohne Aura. Ebenso fiel schon ihm der Zusammenhang zwischen Monatsblutung und Migräne bei Frauen auf. Allerdings waren die ersten Erklärungsversuche falsch. Denn die Ärzte der Antike gingen davon aus, dass Kopfschmerzen während der Periode von der Gebärmutter verursacht würden. Überhaupt machte man in dieser Zeit das weibliche Organ dafür verantwortlich, wenn etwas im Kopf nicht stimmte. So steckt bis heute das altgriechische Wort *hystera* für Gebärmutter im Wort hysterisch.

Im Laufe der Zeit kam es zu einer Reihe anderer Erklärungsansätze. Bis ins 17. Jahrhundert reichen zwei Theorien zurück, die bis heute Aktualität besitzen. Die eine geht davon aus, dass Störungen in der Blutzirkulation der Ursprung des Übels sind, die andere macht eine Erkrankung des Nervensystems verantwortlich. Neben einer erblichen Komponente wird bis heute über Durchblutungsstörungen einerseits und Entzündungen von Nervenfasern sowie eine gestörte Bildung von Botenstoffen – wie des Neurotransmitters Serotonin – andererseits als Starter der Migräne diskutiert.

Eine Zeit lang galt Migräne auch als Leiden der Intelligenz. Dagegen spricht, dass Migräne alle Bevölkerungsschichten betrifft – unscheinbare wie berühmte Persönlichkeiten. Hildegard von Bingen und Sigmund Freud beispielsweise, von denen viel beachtete medizinische Werke stammen, litten darunter.

13

* *

Symptome eines Migräneanfalls

- Starke Kopfschmerzen, die insbesondere eine Kopfhälfte betreffen,
- Widerwille gegen Essen, Übelkeit, Brechreiz, Erbrechen,
- Licht- und Lärmempfindlichkeit,
- möglicherweise Sehstörungen, Schwindel, Taubheitsgefühle, Sprachschwierigkeiten,
- Antriebslosigkeit und Gleichgültigkeit.

* *

Erkrankung ausgelöst werden. Im Falle von Kopfschmerzen kommen dafür vom Bluthochdruck bis hin zum seltenen Fall des Gehirntumor viele Ursachen in Frage. Neurologische und andere Untersuchungen können im Einzelfall die genaue Ursache abklären (siehe auch Seite 18).

Halbseitiges Hämmern im Herztakt

Typisch für Migräne sind heftige pulsierende oder hämmernde Kopfschmerzen, die vorwiegend halbseitig lokalisiert sind. Bei manchen Betroffenen wechseln sie im Laufe der Attacke die Seite, bei anderen betreffen sie immer wieder die gleiche Kopfhälfte. Dauer und Häufigkeit der Attacken variieren individuell ebenfalls deutlich. Während manche Patienten nur wenige Migräneanfälle im Jahr haben, sind andere aufgrund häufiger Anfälle in ihrer Leistungsfähigkeit stark eingeschränkt. Eine Attacke dauert in der Regel zwischen vier und zweiundsiebzig Stunden. Es liegt auf der Hand, dass jemand, der weiß, dass seine typische Migräne vier Stunden anhält, ganz anders damit umgeht, als jemand, der damit rechnen muss, drei Tage lang flachzuliegen.

Fast immer: nicht allein Kopfschmerz

Es gibt aber noch weitere wichtige Kriterien, die helfen, eine Migräne von anderen Arten des Kopfschmerzes abzugrenzen. Solche Merkmale sind das Auftreten von Begleitsymptomen wie Licht- und Lärmempfindlichkeit, Übelkeit, Brechreiz und Erbrechen. Diese Begleitsymptome kommen bei sehr vielen Betroffenen vor. Seltener sind neurologische Ausfälle wie Wahrnehmungsstörungen oder Sprachschwierigkeiten. Bei etwa zehn Prozent der Migränepatienten kommt es zur sogenannten Aura: Zu Beginn der Migräne treten Sehstörungen auf wie flimmernde Blitze, blinde Flecke im Gesichtsfeld, Doppelbilder oder Schleier, oder es kommt zu Schwindel oder Kribbel- und Taubheitsgefühlen, bevorzugt in den Fingerspitzen und Armen, an Unterkiefer und Zunge.

Bei jedem Zehnten: Kopfschmerz plus Aura

Die Symptome im Blick

Anfallsweise Schmerzen

Die Kopfschmerzen treten anfallsweise auf. Zwischen den Attacken fühlen sich die Betroffenen vollkommen gesund, sie können ihren Alltag ganz normal bewältigen und müssen ihrer Erkrankung keinerlei Beachtung schenken. Achtsamkeit empfiehlt sich allerdings, wie dieses Buch in seinen nächsten Kapiteln ausführt, um Anzahl und Stärke der Attacken zu minimieren. Denn die Migräne ist eine Erkrankung, die den ganzen Körper betrifft. Der Kopfschmerz ist zwar das vorherrschende Merkmal, doch das gesamte körperliche und seelische Allgemeinbefinden ist beeinträchtigt. Eine ganzheitliche Behandlung ist angezeigt, um die komplexe Funktionsstörung, die lediglich die Besonderheit hat, so lange »versteckt« zu sein, bis der nächste Anfall kommt, durch eine harmonisierende Lebensweise möglichst zu beherrschen. Viele Betroffene berichten, dass sie sich unmittelbar nach einem Anfall wie befreit fühlen und dann den Eindruck haben, dass sich die Migräne in ihrem Körper langsam wieder aufbaut, um sich in einem neuen Anfall zu »entladen«.

Befreites Aufatmen danach

Licht- und Lärmempfindlichkeit

**Wunsch
nach Ruhe im
dunklen Raum**

Während einer Migräneattacke wünscht sich so mancher nichts sehnlicher, als in einem ruhigen, abgedunkelten Raum zu liegen und auf das Abklingen der Schmerzen und ein Nachlassen der Übelkeit zu warten. Wer sich auf den Beinen hält, hat das Gefühl, neben sich zu stehen. Die Leistungsfähigkeit ist eingeschränkt, da Bewegung die Schmerzen verschlimmert und komplexe Denkvorgänge schwerfallen. Am ehesten können noch Routinetätigkeiten wie Sortierarbeiten geleistet werden, bei denen man sitzen kann. Doch selbst bei solchen Tätigkeiten fragen sich Nichtbetroffene oder auch man selbst, wenn man die Arbeit Tage später wieder in die Hand nimmt, oft, was da passiert ist. Es werden Dinge vergessen oder vertauscht, die untypisch sind für die Sorgfalt, mit der die Tätigkeit sonst – von der gleichen Person – erledigt wird. Betroffene tun sich also nicht unbedingt einen Gefallen, wenn sie sich krampfhaft auf den Beinen halten.

Sehstörungen und Schwindel

**Nicht bleibend
beeinträchtigt**

Mitunter hat Migräne etwas Beängstigendes. Dies trifft insbesondere dann zu, wenn Sehstörungen, Schwindel und Erbrechen auftreten. Doch ist die Migräne in keiner Weise lebensbedrohlich, und der Körper erholt sich nach einer Attacke wieder völlig.

Wichtig ist aber, auf Symptome zu achten, die ähnlich auch bei einem Schlaganfall vorkommen. Insbesondere trifft dies zu, wenn Lähmungserscheinungen auftreten. Da ein Schlaganfall ein großes Risiko für bleibende Schäden beinhaltet oder sogar zum Tod des Patienten führen kann, sollte auch bei Migränepatienten der Fall der Fälle nicht ausgeschlossen werden. Andererseits kommt eine Verwechslung von Migräneattacke und Schlaganfall nicht häufig vor, da die Neigung zu Migräneanfällen meist ab dem 55. Lebensjahr nachlässt. Das Risiko für einen Schlaganfall nimmt hingegen mit dem Alter zu.

Erbrechen

Oft kommt es am Höhepunkt der Attacke zum Erbrechen, das zwar unschön ist, aber kein Anlass zur Sorge sein muss. Nach dem Erbrechen lassen meist auch die Kopfschmerzen nach. Mehrmaliges Erbrechen – auch von Schleim, wenn keine Nahrung mehr im Magen ist – kommt vor.

Danach wird es besser!

Diagnose der Migräne

Es gibt in der Medizin keinen speziellen »Migränetest«. Da Migräne familiär gehäuft vorkommt, äußert das Wort Migräne oft zuerst ein Familienmitglied, das die eigenen Symptome wiedererkennt. Die Triggerfaktoren sind jedoch bei jedem Betroffenen unterschiedlich – selbst bei nahen Verwandten. Individuell ändern sich die Triggerfaktoren nur sehr selten. Aber bei unterschiedlichen Familienmitgliedern können jeweils andere Triggerfaktoren im Vordergrund stehen. Deshalb ist Selbstbeobachtung enorm wichtig, um zu erkennen, welche Triggerfaktoren bestehen und was zur Erleichterung der Beschwerden getan werden kann. Wer ärztliche Hilfe in Anspruch nimmt, sollte sich vor dem ersten Arztbesuch darauf vorbereiten, die Beschwerden genau schildern zu können (siehe auch Seite 91).

Besonders schwierig wird es, wenn Migräniker gleichzeitig unter anderen Kopfschmerzformen leiden, Verspannungen der Schulter- und Nackenmuskulatur oder Sehprobleme haben. Die Symptome sind dann noch schwerer zuzuordnen. Ebenso erschweren untypische Formen der Migräne die Diagnose (siehe auch Seite 31).

Habe ich Migräne?

Der folgende Fragebogen hilft Ihnen, anhand der Symptome zu überprüfen, ob es sich bei Ihren Kopfschmerzen um Migränekopfschmerzen handelt. Wenn ja, gilt es als erste Erkenntnis zu akzeptieren, dass eine chronische Neigung zu Kopfschmerzen besteht, die in einer bestimmten Form auftreten.

1. Sind die Kopfschmerzen in der Regel auf einer Kopfseite lokalisiert?
2. Treten starke Kopfschmerzen auf, die als hämmernd und pulsierend empfunden werden?
3. Beeinträchtigen die Kopfschmerzen die übliche Tagesaktivität erheblich?
4. Verstärken sich die Kopfschmerzen durch Bewegung?
5. Besteht ein Widerwille gegen Essen?
6. Treten Übelkeit und Erbrechen auf?
7. Können Lärm und grelles Licht nicht ertragen werden?
8. Kommt der Wunsch auf, sich in ein ruhiges und abgedunkeltes Zimmer zu legen?
9. Dauern die Kopfschmerzanfälle ohne Medikamenteneinnahme zwischen vier und 72 Stunden?
10. Kommen Kopfschmerzen der oben beschriebenen Art immer wieder vor – mindestens fünf Kopfschmerzanfälle im Laufe der letzten zwei bis drei Jahre?
11. Haben oder hatten andere Familienmitglieder ähnliche Kopfschmerzen?

Sind alle elf Fragen mit Ja beantwortet, besteht eine Migräne. Bei mehr als drei Nein oder einem Nein bei den Fragen 1, 9 oder 10 ist eine andere Kopfschmerzart wahrscheinlich.

Andere Ursachen für Kopfschmerzen

Kopfschmerzen können eine Vielzahl von Ursachen haben. Dazu gehören Stress, Augenprobleme, Verletzungen, manchmal ein zu hoher Blutdruck, Schmerzmittelkonsum und in seltenen Fällen ein Tumor des Gehirns. Da auch bei Migränepatienten andere Ursachen für ihre Kopfschmerzen als die Migräne vorkommen können, hier ein Überblick.

Erste Anlaufstelle bei unklaren Problemen ist der Hausarzt. Ein Arzttermin ist auch dann nötig, wenn die Schmerzen häufiger als nur gelegentlich so stark werden, dass Schmerzmittel eingesetzt werden.

Stress und Spannungskopfschmerzen

Seelische Probleme führen meist zu Spannungskopfschmerzen, die sich von Migräne dadurch unterscheiden, dass sie den ganzen Schädel betreffen, nicht von Übelkeit begleitet werden und keinem Rhythmus unterliegen. Lichtempfindlichkeit und Abgeschlagenheit kommen bei Spannungskopfschmerzen aber ebenfalls häufig vor.

Wenn die Seele um Hilfe ruft ...

Im Unterschied zur Migräne, die fast immer eine Kopfseite besonders martert, können sich Spannungskopfschmerzen über den ganzen Schädel ausbreiten. Oft haben Geplagte das Gefühl, die Schmerzen umschlössen den Kopf. Zusätzlich zum dumpfen Dauerschmerz kann es an bestimmten Stellen zu stechenden »Schmerzspitzen« kommen. Ursache für das Gefühl von Druck und Enge ist meist Stress. Stärke, Häufigkeit und Dauer der Schmerzen variieren. Wie auch bei der Migräne wacht man möglicherweise schon mit Kopfschmerzen auf. Die Spannungskopfschmerzen legen sich dann im Laufe der nächsten Stunden wie ein Helm über den ganzen Kopf. Die Empfindlichkeit gegenüber Helligkeit und Lichtreizen ist wie bei der Migräne hoch, jedoch nicht ganz so extrem. Viele Betroffene sind ständig angespannt. In leichteren Fällen treten Spannungskopfschmerzen nur während oder nach Stressmomenten auf. Als Hilfen kommen einerseits Entspannungsübungen, andererseits Schmerzmittel oder auch ein Mittel zur Beruhigung in Frage.

Stechender Nadelhelm

Augenprobleme

Wenn eine Brille hilft ...

Eine Fehlsichtigkeit oder eine Schwäche der Augenmuskeln können Kopfschmerzen verursachen, wenn die Augen überanstrengt werden. Ein Zusammenhang mit den Augen liegt immer dann nahe, wenn Druckgefühl und Schmerzen um die Augen beginnen, langsam an Stärke zunehmen und sich dann über Stirn und Schläfen ausbreiten. Meist bringt eine geeignete Brille zumindest Besserung.

Entzündung der Nasennebenhöhlen und Stirnhöhle

Wenn sich der Schnupfen festsetzt ...

Beginnen Kopfschmerzen mit oder nach einer Erkältung und lokalisieren sie sich besonders neben der Nase beziehungsweise an der Stirn, so könnte eine Entzündung der Nasennebenhöhlen und Stirnhöhle die Ursache sein. Die Erkältung hat sich sozusagen dort festgesetzt. Typisch für diese Art Kopfschmerz ist, dass sich die Schmerzen verschlimmern, wenn man sich ruckartig bewegt oder den Kopf schüttelt. Wärme bringt Erleichterung. Damit sich die Sache aber nicht endlos hinzieht, sollte der Hausarzt aufgesucht werden.

Nach einem Unfall

Gehirnerschütterung

Treten Kopfschmerzen nach einem Unfall auf, so ist es auf jeden Fall besser, einen Arzt aufzusuchen. Nur bei einer wirklich leichten Blessur kann man sich darauf beschränken, sich einfach auszuruhen. Nach einem Stoß kann es zu einer gefährlichen Blutung im Kopf und zur Bewusstlosigkeit kommen. Auch eine Gehirnerschütterung, die sich zumeist zusätzlich zu den Kopfschmerzen durch Übelkeit bemerkbar macht, gehört in ärztliche Behandlung.

Eine häufige Verletzung ist das Schleudertrauma – typischerweise verursacht durch einen Auffahrunfall. Stunden oder sogar erst Tage später treten die charakteristischen Beschwerden auf: Schmerzen im Nacken, die sich über den Hinterkopf ein- oder beidseitig bis zur Stirn hin ausbreiten können. Sie werden gewöhnlich als dumpf und drückend beschrieben und verschlimmern sich bei Bewegungen des Halses. Hier gilt: Nur bei leichten Beschwerden kann man auf Besserung ohne Behandlung hoffen, in allen anderen Fällen ist eine ärztliche Behandlung notwendig. Die Kopfschmerzen können chronisch werden und sich zum Vollbild des Schleudertraumas auswachsen: Schwindel, Konzentrationsprobleme, eventuell sogar Ohrgeräusche.

Schleudertrauma

Bluthochdruck

Bluthochdruck kann Kopfschmerzen auslösen, die sich zumeist als pulsierende, pochende Schmerzen am Hinterkopf äußern. Oft bestehen sie schon morgens beim Aufwachen. Auch verengte Gefäße im Kopf können die Probleme verursachen. Es gilt: Lieber ärztlich untersuchen lassen, als die Symptome mit Schmerzmitteln bekämpfen. Die Kopfschmerzen sind ein Signal des Körpers, mit dem er auf eine gesundheitliche Gefahr aufmerksam macht.

**Wenn der Druck
zu hoch ist ...**

Gehirntumor

Im schlimmsten Fall sind Kopfschmerzen Auswirkungen eines Gehirntumors. Insbesondere ist daran zu denken, wenn auch Lähmungserscheinungen auftreten oder ständig ein Auge tränt. Zum Glück ist ein Gehirntumor so selten, dass man keine Angst haben muss, wenn man wegen Kopfschmerzen unbekannter Ursache zum Arzt

**Wenn Gewebe
wuchert ...**

geht. Meist ist die Ursache eine andere als ein Tumor, jedoch wird der Arzt diesen Fall mit Sicherheit ausschließen wollen und daher lieber einmal mehr zum Spezialisten überweisen.

Schmerzmittelkonsum

Teufelskreis: Kopfschmerzen durch Schmerzmittel

Und schließlich gibt es bei Kopfschmerzen noch die Möglichkeit des Teufelskreises, in den man sich selbst durch einen zu hohen Schmerzmittelkonsum manövriert hat. Denn immer deutlicher wurde in den letzten Jahren, dass die Einnahme zu vieler Schmerzmittel irgendwann zum Bumerang wird. Wer an mehr als zehn Tagen pro Monat zur Tablette greift, ist in akuter Gefahr, Dauerkopfschmerzen zu bekommen. Das gilt auch für freiverkäufliche Mittel. Mitunter muss regelrecht eine Entziehungskur in einer Klinik gemacht werden, bevor eine ursächliche Behandlung möglich wird. Deshalb sollten Kopfschmerzen nicht ständig mit Medikamenten unterdrückt werden. Sie sind ein Signal, sich um sich selbst zu kümmern – nicht nur mit einem Medikament, sondern auch grundlegender über eine Änderung des Lebensrhythmus, über das Ernährungsverhalten und über gezielte Entspannung.

Der typische Verlauf einer Migräneattacke

Die Attacken sind individuell unterschiedlich

Für den Verlauf eines Migräneanfalls gibt es typische Phasen, die bei jedem auftreten, der unter Migränekopfschmerzen leidet. Intensität und Ausprägung variieren stärker, als dass der Verlauf der Attacke im Einzelfall abgekürzt erscheint.

Es beginnt mit einer **Vorphase,** die bei manchen Migränepatienten Tage dauert, bei anderen nur Stunden. Mögliche Symptome der Vorphase

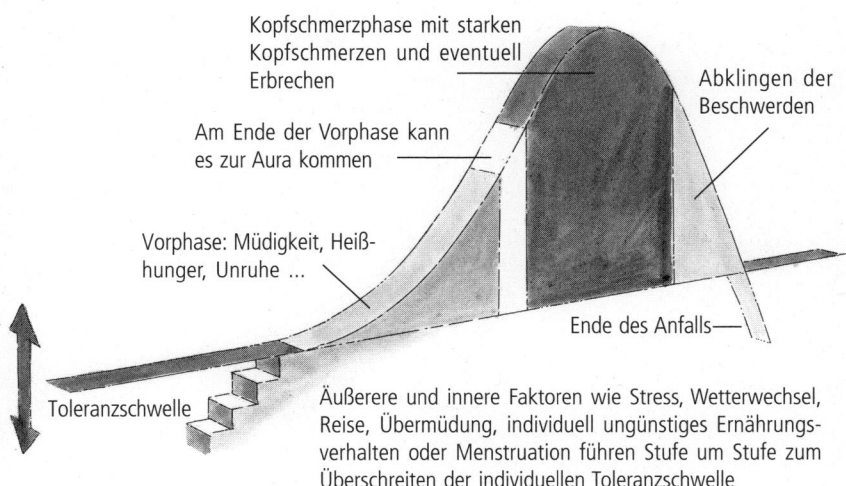

Kopfschmerzphase mit starken
Kopfschmerzen und eventuell
Erbrechen

Am Ende der Vorphase kann
es zur Aura kommen

Abklingen der
Beschwerden

Vorphase: Müdigkeit, Heißhunger, Unruhe ...

Ende des Anfalls

Toleranzschwelle

Äußerere und innere Faktoren wie Stress, Wetterwechsel,
Reise, Übermüdung, individuell ungünstiges Ernährungs-
verhalten oder Menstruation führen Stufe um Stufe zum
Überschreiten der individuellen Toleranzschwelle

Wenn die individuelle Toleranzschwelle überschritten ist, kommt es zu einem (neuen) Anfall. Eine Migräne ohne Aura verläuft in drei Phasen: Vorphase, Kopfschmerzphase und Erholungsphase. Bei einer Migräne mit Aura sind es vier Phasen: Vorphase, Aura, Kopfschmerzphase und Erholungsphase. Die Aura mit ihren beängstigenden Symptomen wie Sehstörungen tritt am Ende der Vorphase auf, bevor die Zeit der starken Kopfschmerzen beginnt. Übelkeit bis zum Erbrechen kommt während der Kopfschmerzphase vor.

sind Konzentrationsstörungen, Müdigkeit, häufiges Gähnen, Gereiztheit, depressive Verstimmung oder umgekehrt Hyperaktivität, Frieren oder Schwitzen, Nackenverspannungen, leichte Kopfschmerzen, verminderter Geruchssinn, Appetitlosigkeit, Übelkeit oder Heißhunger auf Süßes. Die Kombination der Symptome ist individuell unterschiedlich. Betroffene, insbesondere diejenigen, die mit ihrer Erkrankung viel Erfahrung haben, können anhand der Symptome mitunter einen nahenden Migräneanfall vorhersehen. Manchmal fällt es dadurch aber auch schwer, Ursache und Wirkung auseinanderzuhalten. Stillt man beispielsweise seinen Hunger auf Süßes mit Schokolade und macht die Schokolade dann als Auslöser einer folgenden Migräneattacke verantwortlich, so kann dies ein Trugschluss sein (siehe auch Seite 46).

Aura zwischen Vorphase und Kopfschmerz

Beim Übergang von der Vorphase zum eigentlichen Migräneanfall kann es – so man dazu neigt – zur Ausbildung einer **Aura** kommen.

Nach der Klassifikation der Internationalen Kopfschmerzgesellschaft ist das Auftreten der Aura das entscheidende Kriterium, welche der beiden Hauptformen der Migräne ein Patient hat. Man unterscheidet die klassische Migräne mit Aura und die einfache Migräne ohne Aura.

Zwei Hauptformen der Migräne

Die einfache Migräne ohne Aura ist die häufigste Form. Sie betrifft zwei Drittel der Migräniker. Im Fall der klassischen Migräne mit Aura kann ein- und dieselbe Person sowohl Migräneanfälle mit als auch ohne Aura in unregelmäßigem Wechsel haben. Bis auf das Auftreten oder Ausbleiben der Aura verlaufen die Attacken bei die-

* *

Typische Symptome der Vorphase
- Verminderte Leistungsfähigkeit,
- Müdigkeit und häufiges Gähnen,
- starke Gereiztheit, schlechte Laune,
- Unruhe, Aufgedrehtheit,
- Appetit auf Süßes,
- ungewöhnlicher Durst,
- Licht- und Geräuschempfindlichkeit,
- verminderter Geruchssinn,
- Ungeschicklichkeit,
- Nackenverspannungen,
- leichte Kopfschmerzen,
- leichte Übelkeit und Widerwille gegen Essen.

* *

sen Betroffenen im Wesentlichen gleich. Bei ganz wenigen Patienten steht die Aura im Vordergrund, ohne dass heftige Kopfschmerzen folgen. Das Auftreten der Aura ist dann schon der Höhepunkt des Anfalls. In rund neunundneunzig Prozent der Fälle verläuft ein Migräneanfall ohne Aura milder als einer mit. Patienten mit Auraanfällen haben in der Regel auch häufiger Anfälle als Patienten, die noch nie eine Aura hatten.

Nach Vorphase und gegebenenfalls Aura kommt es üblicherweise zur **Kopfschmerzphase,** gefolgt von der **Erholungsphase.** Die Phasen im Einzelnen:

Vorphase

Wenn die Symptome der Vorphase das erste Mal auftreten, werden sie von den Betroffenen zwar wahrscheinlich bemerkt, aber übergangen. Erst nach mehreren Migräneanfällen fällt den Patienten auf, dass diese Symptome Vorboten der Migräne sind. Man fühlt sich einfach nicht richtig fit und hat eine etwas merkwürdige Stimmung. Die Frühsymptome setzen in manchen Fällen erst kurz vor der Attacke ein, bei etwa einem Drittel der Migräniker aber können sie sich bis zu zwei, drei Tage hinziehen und dauern somit wesentlich länger als die eigentliche Kopfschmerzphase.

Die Symptome sind bei jedem Betroffenen unterschiedlich: Der eine ist müde, der andere aufgedreht, einer hat Heißhunger, der andere einen Widerwillen gegen Essen. Kein Patient hat alle Symptome gleichzeitig, was mit dazu beiträgt, ihnen wenig Beachtung zu schenken. Doch wer sich selbst gut beobachtet, kann den Anfall durch Erkennen dieser Frühsymptome und geeignete Sofortmaßnahmen abfedern. Wer seine Triggerfaktoren herausfindet, kann diese – soweit in der

Untrügliche Vorboten – Warnung und Hilfe zugleich

**Schokolade –
ja oder nein?**

eigenen Macht stehend – in der Vorphase konsequent meiden, beispielsweise keinen Alkohol trinken oder gezielt mit Entspannungsübungen etwas gegen Stress tun. Wer dem Heißhunger auf Schokolade nicht nachgibt, kann herausfinden, ob sie ein Triggerfaktor ist oder nicht. Werden die Anfälle mit vorherigem und ohne Schokoladenkonsum gleich schlimm, ist sie es nicht. Verlaufen die Attacken ohne Schokoladenkonsum in der Vorphase dagegen milder, empfiehlt es sich, Schokolade konsequent zu meiden, wenn ohnehin schon Symptome auf einen nahenden Migräneanfall hindeuten.

Wie später näher ausgeführt wird, gibt es auch Medikamente, die – in der Vorphase eingenommen – einen Migräneanfall dämpfen (siehe Seiten 103 und 127). Dieses Buch gibt jedoch natürlichen Methoden den Vorzug und rät, Medikamente nur vor unaufschiebbaren Terminen zu nutzen und vor allem langfristig alles zu tun, um die Migräne mit einer harmonisierenden Lebensweise in den Griff zu bekommen. Sonst besteht die Gefahr, dass der Medikamentenkonsum mehr und mehr wird.

Aura

**Beängstigende
Morgenröte**

Auf die Vorphase folgt bei etwa zehn Prozent der Migränekranken eine Aura. Die Aura ist das beängstigendste Symptom der Migräne, weshalb Patienten mit Aura meist mehr unter der Erkrankung leiden als Migräniker ohne Aura, die ihr Leiden – vor allem bei relativ mildem Verlauf – oft gar nicht als richtige Krankheit einstufen. In der Regel werden Migränekranke, bei denen es immer oder in einer gewissen Anzahl der Fälle zu einer Aura kommt, auch häufiger von einem Migräneanfall heimgesucht.

* *

Typische Aurasymptome

- Sehstörungen wie Zickzacklinien, Lichtblitze, Flimmern und Ähnliches,
- blinder Fleck im Gesichtsfeld,
- Sprachstörungen,
- Empfindungsstörungen, Taubheitsgefühl,
- körperliche Schwäche und Schwindel.

* *

Aura leitet sich von Aurora, der griechischen Göttin der Morgenröte, ab und bedeutet »Schein, Ausstrahlung«. Die Aura ist eine Störung des zentralen Nervensystems. Sie beginnt binnen weniger Minuten und dauert selten länger als eine Stunde. Beginn und Entwicklung sind individuell unterschiedlich.

Im Vordergrund der Aurasymptome stehen zumeist Sehstörungen. Unterschiedlichste Formen sind möglich. Es erscheinen beispielsweise Lichtblitze, Sterne, kleine Funken oder auch geometrische Formen vor den Augen. In anderen Fällen wandern Lichtpunkte – oft mit gezackten Rändern – durch das Gesichtsfeld, alles verschwimmt, oder man sieht vorübergehend in einem Teil des Gesichtsfeldes gar nichts mehr.

Lichtblitze, Sterne, Funken ...

Manchmal machen sich während der Aura auch Sprachstörungen bemerkbar, eine gewisse geistige Schwerfälligkeit, die sich sowohl in Wortfindungsstörungen als auch in Ausspracheschwierigkeiten äußern kann. Weiter sind Kribbelgefühle möglich, die bevorzugt um den Mund oder in einem Arm auftreten – dabei meist in den Fingerspitzen beginnen und sich dann den Arm entlang ausbreiten. Insgesamt fühlt man sich körperlich geschwächt.

Die Aurasymptome sind Teil der neurologischen Störung, die auch die Kopfschmerzen hervorruft.

Vergleich Migräne mit Aura und Migräne ohne Aura

Eine Migräne mit Aura hat vier Phasen, eine Migräne ohne Aura drei Phasen.

Phase	Migräne mit Aura (klassische Migräne)	Migräne ohne Aura (einfache Migräne)
1	Vorphase	Vorphase
2	Aura	Kopfschmerzphase
3	Kopfschmerzphase	Erholungsphase
4	Erholungsphase	

Die Aurasymptome sind deshalb nicht als Vorboten zu werten. Sie treten nur bei Migräne auf und sind damit eindeutige Anzeichen dafür, dass die zumeist nachfolgenden Kopfschmerzen Migränekopfschmerzen sind.

Aura oder Schlaganfall?

Bei einer Migräne mit Aura gilt es, genau zu beobachten, ob die Ausfallserscheinungen nicht auch auf einen Schlaganfall hindeuten könnten (siehe Seite 35). Außerdem sind unbedingt Vorkehrungen zu treffen, um sich selbst und andere nicht zu gefährden. Wer Sehstörungen hat, sollte sich hinlegen, bevor er stürzt oder ein anderes Unglück passiert.

Aura ohne Kopfschmerz

Nach den Auraerscheinungen setzt üblicherweise der heftige Kopfschmerz ein. Doch wie es Migränekranke gibt, bei denen die Aura nicht auftritt, gibt es umgekehrt Patienten, bei denen der Kopfschmerz ausbleibt (siehe Seite 32). Allerdings ist diese Konstellation wesentlich seltener als eine Migräne ohne Aura. Es kommt mitunter vor, dass solchermaßen Betroffene jahrelang ein Aurasymptom oder auch mehrere haben, ohne zu wissen, dass sie unter Migräne leiden.

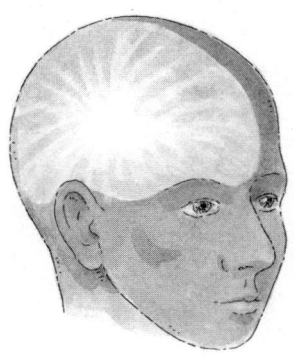

Die Schmerzen sitzen typischerweise auf einer Kopfseite oder sind auf einer Seite wesentlich stärker als auf der anderen Seite. Sie können sehr stark sein. Zentrum des Schmerzes ist meist eine Schläfe oder die halbe Stirn. Von dort strahlen die Schmerzen aus. Das Auge auf der betroffenen Seite ist oft in Mitleidenschaft gezogen.

Kopfschmerzphase

Die Kopfschmerzphase ist die Hauptphase einer Migräne. Die Schmerzen steigern sich bis zu einer maximalen Intensität und klingen dann langsam wieder ab. Bei einer Migräne mit Aura ist es sowohl möglich, dass zwischen der Aura und dem Beginn der Kopfschmerzen eine Stunde vergeht, als auch, dass die beiden Phasen sich überlappen.

Die Kopfschmerzphase wird begleitet von Licht- und Geräuschempfindlichkeit. Häufig schmerzt vor allem eine Kopfseite. Das Zentrum der Schmerzen liegt meist an der Schläfe oder an der Stirn und stahlt von dort aus. Da sich die Schmerzen bei jeder körperlichen Bewegung verschlimmern, ist es am besten, sich in einem ruhigen, abgedunkelten Zimmer hinzulegen.

Auf dem Höhepunkt der Schmerzen werden zwanzig bis fünfundzwanzig Prozent der Betrof-

Umweltreize und Bewegung meiden

fenen zusätzlich davon gequält, dass sie sich übergeben müssen. Ist das Essen hinausbefördert, folgt oft noch gelblicher Schleim in mehreren Brechattacken. Jedes Mal sollte der Mund gründlich gespült werden, um die Zähne beziehungsweise den Zahnschmelz vor aggressivem Magensaft zu schützen.

Vermehrter Harndrang und Durchfall sind als Begleiterscheinungen ebenso möglich wie das scheinbare oder tatsächliche teilweise Stillstehen der Stoffwechselvorgänge. Dieses äußert sich in vermindertem Harndrang, Verstopfung, Magenbeschwerden oder Erbrechen fast unverdauter Nahrung, die manchmal schon Stunden zuvor zu sich genommen wurde.

Magentees helfen bei Übelkeit

Wer Übelkeit und Erbrechen während eines Migräneanfalls an sich beobachtet, kann das Übergeben bei der nächsten Attacke durch die rechtzeitige Einnahme verdauungsfördernder Magentropfen mit einer gewissen Wahrscheinlichkeit vermeiden. Alternativ kann auch ein bitterstoffhaltiger Magen-Darm-Tee mit Schafgarbe, Tausendgüldenkraut oder Wermut getrunken werden. Fertige Teemischungen für Magen und Darm enthalten die genannten Pflanzen oft kombiniert mit anderen verdauungsfördernden Heilpflanzen wie Fenchel, Kamille oder Anis. Es ist während eines Migräneanfalls ohnehin gut, etwas zu trinken. Selbst wenn es zum Erbrechen kommt, wird dieses durch die vermehrte Flüssigkeitszufuhr nicht unangenehmer – eher im Gegenteil. Bei Verzicht aufs Trinken aus Angst, die Flüssigkeit nicht bei sich behalten zu können, leidet der Körper dagegen schon bald unter Flüssigkeitsmangel, und der Magen rebelliert mehr, als wenn er zwischendurch etwas besänftigt wird. Ob lieber Tee oder Wasser, entscheidet man am besten individuell. Es sollte das bevorzugt werden, womit man sich wohler fühlt und was besser bekommt. Die Haut ist während eines Migräneanfalls blass, die Hände und Füße sind kühl, der Blutdruck ist niedrig. Man will nur noch seine Ruhe haben und neigt zu Gleichgültigkeit.

Das kann bei Müttern dazu führen, dass sonst sehr besorgte und umsichtige Frauen ihre Kinder nicht mehr beaufsichtigen und weiteres Unheil droht. Eine Migräne kann durchaus so heftig werden, dass Hilfe notwendig wird. Wer als Mutter kleiner Kinder starke Migräne hat, sollte überlegen, wer im Notfall kommen kann, und die Telefonnummer zur Hand haben.

Wer kümmert sich um die Kinder?

Erholungsphase

Nach dem Abklingen der Kopfschmerzen setzt die Rückbildungs- oder Erholungsphase ein. Psychovegetative Symptome wie in der Vorphase sind möglich. Meist überwiegt das Bedürfnis nach Schlaf und Ruhe. Viele Betroffene haben keinen Appetit, manche leiden noch unter Schmerzempfindlichkeit, zum Beispiel beim Kämmen der Haare. Nach einigen Stunden oder endlich nach ein bis zwei Tagen ist alles vorbei. Manche Migräniker haben dann das Gefühl, dass der Kopf mal wieder richtig frei ist – so als habe ein reinigendes Gewitter stattgefunden. Die Stimmung kann bis ins Euphorische gehen, die Beschwerden sind wie weggeblasen und werden abgehakt.

Müde bis euphorisch

Sonderformen der Migräne

Die Migräne ist eine Erkrankung mit vielen Gesichtern. Sie reicht von Schmerzattacken, die nach wenigen Stunden problemlos überstanden sind, bis hin zu schweren Verläufen, beispielsweise mit Sehstörungen. Sie kann zudem im Laufe der Jahre ihr Gesicht ändern. Daher sollte sie – je nach individuellen Gegebenheiten – weder dramatisiert noch verharmlost werden. Die beiden häufigsten Formen der Migräne, die Migräne ohne Aura (einfache Migräne) und die Migräne mit Aura (klassische Migräne), haben wir schon besprochen (siehe Seite 24).

An dieser Stelle sollen kurz Sonderformen vorgestellt werden, die auf jeden Fall ärztlich behandelt oder abgeklärt werden müssen.

Aura ohne Kopfschmerz

Schwierige Diagnose

Eine Sonderform ist die Aura ohne Kopfschmerz. Diese Form, die schon kurz erwähnt wurde (siehe Seite 28), kommt zumeist bei Männern und bei älteren Frauen vor, die zuvor an einer »normalen« Migräne mit Aura litten. Wenn Aurasymptome ohne Kopfschmerzen auftreten, ist es besonders schwierig festzustellen, ob eine Migräne die Ursache ist oder nicht. Es könnte sich auch um eine zerebrale Durchblutungsstörung handeln. Während eines Migräneanfalls kann es auch zu einem Schlaganfall (Hirninfarkt) kommen. Migräniker haben generell ein erhöhtes Risiko für einen Schlaganfall (siehe auch Seite 35).

Migranöser Infarkt

Von einem migranösen Infarkt spricht man, wenn die Aurasymptome, die bei der »normalen« Migräne nach einiger Zeit von selbst wieder verschwinden, über Tage hinweg nicht vollständig abklingen. Von einem migranösen Infarkt spricht man auch, wenn es im Rahmen einer starken Migräneaura und bestehenden Risikofaktoren für einen Schlaganfall wie hohem Blutdruck oder erhöhtem Cholesterinspiegel zu einer Hirndurchblutungsstörung mit anhaltendem Ausfall des Sehsinns kommt. Diese Sonderform der Migräne kann von einem Schlaganfall (Hirninfarkt) begleitet werden, wobei es zu Gewebezerstörungen kommen kann.

Migräne mit verlängerter Aura

Halten die neurologischen Störungen der Aura länger als sechzig Minuten an, spricht man von einer Migräne mit verlängerter Aura. Im Extremfall ist eine Dauer von mehreren Tagen möglich. Eine dauerhafte Therapie mit Medikamenten kann trotz Nebenwirkungen die einzige Möglichkeit sein, Lebensqualität und Arbeitsfähigkeit positiv zu gestalten. Betroffene sollten darauf dringen, zum Spezialisten überwiesen zu werden.

Wenn die Aura länger als eine Stunde dauert ...

Retinale Migräne

Die retinale Migräne ist eine Sonderform der Migräne mit Aura. Bei der retinalen Migräne können die Sehstörungen während der Aura bis zur zeitweisen Erblindung eines Auges reichen. Die Störung erfordert eine Zusammenarbeit zwischen Augenarzt und Neurologen, um bleibende Schäden zu verhindern.

Hier hilft der Augenarzt

Ophtalmoplegische Migräne

Die ophtalmoplegische Migräne ist eine andere seltene Sonderform der Migräne, bei der ein Augenarzt in die Behandlung einbezogen werden sollte. Von einigen Medizinern wird diese Erkrankung als eigenständig und nicht als eine Sonderform der Migräne angesehen. Es kommt zu Lähmungen des Augenmuskels und zum Sehen von Doppelbildern, die parallel- oder auch übereinanderstehen können. Diese Erkrankung tritt schon bei Kindern unter zehn Jahren auf.

Gelähmter Augenmuskel

Migräne vom Basilaristyp

Bei der Migräne vom Basilaristyp oder der basilären Migräne, einer Migräne mit Aura, löst eine Mangeldurchblutung des Hirnstamms, der viele

Mangeldurchblutung im Gehirn

grundlegende Funktionen steuert, heftige Gleichgewichtsstörungen aus. Patienten haben das Gefühl, sich zu drehen, oder das Gefühl, alles drehe sich um sie herum. Ebenso sind Gefühle wie in einem Lift oder Riesenrad möglich. Hinzu kommen Seh- und Sprechstörungen sowie Bewusstseinsveränderungen bis hin zum Bewusstseinsverlust.

Familiäre und sporadische hemiplegische Migräne

Ursache Gendefekt

Die hemiplegische Migräne ist eine Migräne mit Aura. Sie äußert sich wie die Migräne vom Basilaristyp. Hinzu kommt eine motorische Schwäche. Typisch sind Lähmungserscheinungen, Seh-, Sprech- und Sprachstörungen sowie Fehlempfindungen der Haut. Als Ursache der familiären hemiplegischen Migräne wurde ein Gendefekt erkannt.

Migränekomplikationen

Neben den Sonderformen, die in der Regel zum Typ Migräne mit Aura gehören, gibt es zwei Varianten, bei denen die Migräne quasi vom Anfall in einen Dauerzustand übergegangen ist.

Status migraenosus

Der Status migraenosus zeigt wie die chronische Migräne, wie wichtig es ist, eine Migräne auch anders als mit der schnellen Medikamentenlösung anzugehen. Dauert ein Migräneanfall länger als zweiundsiebzig Stunden oder beginnt ein neuer, bevor der vorhergehende völlig abgeklungen ist, spricht man vom Status migraenosus, dem in den meisten Fällen ein Missbrauch von Migränemedikamenten und Schmerzmitteln vorausging.

Erhöht Migräne das Schlaganfallrisiko?

Es gibt einen statistisch nachweisbaren Einfluss auf das Risiko, einen Schlaganfall zu erleiden, wenn die Migräneattacken von neurologischen Ausfallserscheinungen wie Seh- und Gefühlsstörungen (Aura) begleitet werden. Das gilt für Frauen vor den Wechseljahren. Bei älteren Frauen und bei Männern ist ein erhöhtes Risiko statistisch nicht nachweisbar. Weitere Risikofaktoren sind mehr als ein Anfall pro Monat und eine schon über Jahre bestehende Fortdauer der Anfälle. Betroffene sollten deshalb nicht rauchen und andere Risikofaktoren für einen Schlaganfall wie einen zu hohen Blutdruck oder einen zu hohen Cholesterinspiegel in den Griff bekommen, empfiehlt die Deutsche Migräne- und Kopfschmerzgesellschaft (DMKG).

Grundlage der Empfehlungen ist eine wissenschaftliche Studie, die im Auftrag der Weltgesundheitsorganisation (WHO) erstellt wurde. Die Forscher werteten die Krankengeschichten von Frauen aus, die im Alter zwischen zwanzig und vierundvierzig Jahren einen Schlaganfall erlitten hatten und verglichen die Daten mit denen gesunder Frauen. Dabei ergab sich für die Migräne mit Aura ein statistisch erhöhtes Risiko. Hochgerechnet erleiden in dieser Altersgruppe pro Jahr etwa fünf von 100.000 Frauen ohne Migräne einen Schlaganfall, mit der klassischen Migräne mit Aura als Risikofaktor erhöht sich die Zahl auf fünfzehn.

Chronische Migräne

Als chronische Migräne werden Migräneattacken bezeichnet, die in mindestens drei hintereinanderliegenden Monaten an jeweils mindestens fünfzehn Tagen auftraten. Die Gefahr, diese Form zu entwickeln, besteht besonders bei Personen, die an mehr als zehn Tagen pro Monat Schmerzmittel einnehmen. Allerspätestens in diesem Fall sollte also Schluss sein mit der Selbstmedikation.

Drei Monate, an jeweils mehr als vierzehn Tagen

Was geschieht bei Migräne im Kopf?

Es ist eigentlich erstaunlich, dass die Medizin eine Erkrankung, von der so viele Menschen betroffen sind, noch nicht schlüssig erklären kann. Offenbar ist das Geschehen sehr komplex. Und so gibt es bisher weder eine allgemein anerkannte Theorie über die biologischen Ursachen der Migräne noch eine einheitliche über die Vorgänge im Kopf während eines Migräneanfalls. Es ist also noch vieles unklar. Trotzdem helfen die Erklärungsansätze, das Geschehen besser zu verstehen.

Da Migräne familiär gehäuft auftritt, liegt die Vermutung nahe, dass bestimmte genetische Varianten sie begünstigen. Bei einer Sonderform, der familiären hemiplegischen Migräne, bei der es zu Lähmungserscheinungen kommt, wurde dies bestätigt (siehe Seite 34). Jedoch klagen heute dreimal mehr Menschen über Migräne als noch vor dreißig Jahren. Das spricht dafür, dass andere Faktoren mindestens ebenso wichtig sind wie eine möglicherweise genetische Veranlagung. Veränderte Lebensgewohnheiten, eine auch in anderen Zusammenhängen genannte Reizüberflutung und eine ungünstige Ernährungsweise könnten dazu führen, dass vor allem diejenigen, die eine gewisse Prädisposition für Migräne haben, tatsächlich Migräne bekommen. Es könnte sogar sein, dass die verstärkte Aufklärung über Gesundheitsstörungen dazu geführt hat, dass Kopfschmerzen, die früher übergangen wurden, nun ein Thema sind. Das würde bedeuten, dass vor allem leichtere Fälle von Migräne den Anstieg der Fallzahlen bewirkt haben. Eine starke Migräne ist eine

Veranlagung und Umweltfaktoren

ernst zu nehmende Erkrankung, die schon in der Antike beschrieben wurde.

Lange Zeit galt die Migräne als psychische oder psychosomatische Erkrankung. Heute weiß man, dass diese Einstufung unzutreffend ist. Migräne ist eine komplexe funktionelle Störung, an der eine ganze Reihe von Einflussfaktoren beteiligt ist.

Erhöhte Nervenaktivität

Entzündete
Gefäße und
chaotische
Botenstoffe

Eine Theorie für die Ursache geht von einer angeborenen erhöhten Nervenaktivität oder Überaktivität im Gehirn aus. Unter bestimmten Voraussetzungen kann daraus eine Entzündung der Gefäßwände im Gehirn resultieren. Messungen während Migräneattacken haben jeweils Regionen mit erhöhter Durchblutung gefunden. Auch spricht für eine Entzündung, dass manche Migränepatienten während eines Anfalls das Gefühl haben, unter leichtem Fieber zu leiden. Die Entzündung wird dem Erklärungsmodell zufolge durch eine erhöhte Nervenaktivität ausgelöst. Schon Tage vor dem spürbaren Beginn einer Migräneattacke kann eine verstärkte Nervenaktivität im Hirnstamm und im Zwischenhirn festgestellt werden. Diese Regionen werden daher als »Migränegeneratoren« bezeichnet. Die erhöhte Aktivität des Migränezentrums aktiviert dem Erklärungsmodell zufolge den sensiblen, verästelten Trigeminusnerv. Dieser kann neben Migräne auch andere halbseitige Schmerzen im Gesicht auslösen – je nachdem welcher Nervenast betroffen ist –, die als Neuralgien bezeichnet werden. Bei der Migräne soll die erhöhte Aktivität der Nerven im Bereich der »Migränegeneratoren« die gefäßbegleitenden Nerven überlasten. Die Gefäßwände entzünden sich und schwellen an. In der

Serotonin

Der Botenstoff Serotonin scheint eine Schlüsselstellung bei der Entwicklung einer Migräneattacke zu haben. Dafür spricht, dass die Wirksamkeit fast aller gängigen Migränemittel, seien sie zur Vorbeugung oder zur Behandlung eines akuten Anfalls, mit deren Einfluss auf den Serotoninspiegel im Gehirn und die Wirkung des Serotonins als Neurotransmitter im Gehirn zu erklären ist. Hierzu muss man wissen, dass die meisten Migränemedikamente ursprünglich für andere Erkrankungen entwickelt wurden und man nur zufällig ihre Wirksamkeit auch bei Migräne entdeckt hat. Serotonin ist sowohl als Gewebshormon als auch als Nervenbotenstoff (Neurotransmitter) wirksam. Als Gewebshormon wirkt Serotonin anders als als Nervenbotenstoff.

Als **Gewebshormon** ist es teilweise in den Blutplättchen gespeichert, einem Blutbestandteil, der im ganzen Körper eine wichtige Rolle bei Entzündungsprozessen spielt. Verschiedene bekannte Migräneauslöser, beispielsweise Rotwein, Käse und Schokolade (siehe auch Seite 46), führen auch zu einer vermehrten Freisetzung von Serotonin aus Blutplättchen und Mastzellen. Hier wirkt Serotonin als Gewebshormon.

Als **Neurotransmitter** ist Serotonin an zahlreichen Steuerungsmechanismen des Körpers beteiligt: Serotonin beeinflusst Schlaf-Wach-Rhythmus, Stimmung, Körpertemperatur, Sättigung und Hunger oder Schmerzempfinden.

Folge kommt es zu einer verminderten Durchblutung im Gehirn. Dies wird als Ursache der Begleitsymptome, insbesondere der Aura – Sehstörungen, Ungeschicklichkeit und Ähnliches – angesehen. Eine folgende verstärkte Ausschüttung verschiedener Entzündungsfaktoren führt zum Weitstellen der Blutgefäße. Eine Dysregulation von Botenstoffen trägt entscheidend zum Entstehen der heftigen Kopfschmerzen bei. Weil die Gefäßwände sehr empfindlich sind, wird der Schmerz im Rhythmus des Herzschlags als klopfend und pulsierend wahrgenommen.

Ein anderer Ansatz erklärt die Abfolge etwas variiert: Genetische Veranlagung plus innere oder äußere Auslöser (Triggerfaktoren) starten das Ge-

Verminderte Durchblutung mit Aurafolge

schehen. Bestimmte Nervenzellverbände im Hirnstamm werden aktiviert und lösen die Migräne aus. Es kommt zu einer Dysregulation beim Weit- und Engstellen der Gefäße. Entzündungsvermittler werden gebildet und Entzündungsreaktionen entstehen. Das aktiviert einen der größten Nerven im Gehirn, den Trigeminusnerv. Die Migräneattacke ist da. Die Reihenfolge ist mithin etwas anders als bei dem ersten Modell.

Durchblutungsstörung

Verengte Blutgefäße?

Eine andere Theorie sieht eine spontane Durchblutungsstörung im Gehirn als Ursache an. Durch sie kommt es diesem Erklärungsmodell nach zu einer vorübergehenden Verengung von Blutgefäßen. Neurologische Symptome, die Aura, sind die Folge. Nach der Phase mit Seh- und Gefühlsstörungen stellen sich die Gefäße als Gegenreaktion dann weit. Diese angenommene Dehnung der Gefäße macht sich als pulsierende Kopfschmerzen bemerkbar.

Sensible Reizverarbeitung

Sensible Reaktion auf Reize

Man geht davon aus, dass bei Migränepatienten generell eine angeborene Besonderheit der Reizverarbeitung im Gehirn besteht. Ihr Gehirn steht quasi ständig unter Hochspannung und reagiert besonders sensibel auf bestimmte Reize. Wenn nun bestimmte auslösende Faktoren, die Trigger, die Reizverarbeitung im Gehirn zu intensiv, zu abrupt oder zu lang andauernd beanspruchen, wird eine Kettenreaktion gestartet. Zu viele Nervenbotenstoffe werden freigesetzt, die teilweise bestimmte Nervenzellen im Hirnstamm dämpfen sollen. Die zuvor übererregten Hirnzellen fallen dadurch in einen Zustand verminderter Aktivi-

* *

Wissenswertes auf einen Blick

- Die Häufigkeit der Anfälle ist von Person zu Person und je nach Lebensphase unterschiedlich.
- Migräneanfälle mit Kopfschmerzen und Übelkeit dauern in der Regel vier bis zweiundsiebzig Stunden.
- Es ist eine Reihe von Faktoren bekannt, die das Auftreten von Migräneattacken begünstigen können. Normalerweise gibt es keine einfache Wenn-Dann-Beziehung, sondern es wirken zwei oder sogar mehrere auslösende Faktoren zusammen.
- Seit einiger Zeit sind als Ursachen der Migräne vor allem Unregelmäßigkeiten bei der Steuerung des Gehirns durch Neurotransmitter – Botenstoffe der Nervenzellen – ins Blickfeld geraten. An den genauen Zusammenhängen wird aber noch geforscht.
- Das Führen eines Kopfschmerztagebuchs, in dem die möglichen Auslöser notiert werden, kann helfen, einen Auslöser nach dem anderen zu erkennen und zukünftig zu minimieren.
- Eine achtsame, regelmäßige, nicht zu stressige Lebensweise ist insgesamt bei einer Neigung zur Migräne von Vorteil. Während der Anfälle ist Schonung oberstes Gebot. Ein hoher Medikamentenkonsum ist immer problematisch.
- Frauen sind sehr viel häufiger betroffen. Meist beginnen die Attacken in der Pubertät oder bald danach und dauern bis zum Ende der Wechseljahre.

* *

tät. Am deutlichsten zeigen sich die Vorgänge während einer Aura. Beispielsweise folgt auf das Kribbeln im Arm ein Gefühl der Taubheit, auf »Sternchensehen« ein blinder Fleck im Gesichtsfeld. Durch die starke Dämpfung entgleist der Elektrolythaushalt in und zwischen den Zellen, beispielsweise sinkt der Spiegel des Mineralstoffs Magnesium stark ab. Als Folge werden Schmerzrezeptoren angeregt und daraufhin Entzündungsbotenstoffe freigesetzt. Diese rufen in den Blutgefäßen der Hirnhäute eine Entzündung hervor, die sich über bestimmte Areale des Kopfes ausbreitet. Die Schmerzen können auch bis in den Nacken ausstrahlen. Die Entzündung ist eine Re-

Gelähmte Nervenzellen

**Kompensations-
mechanismen
machen den
Kopf wieder frei**

aktion des Körpers auf die erhöhte Konzentration der Nervenbotenstoffe. Durch die Entzündung und eine damit einhergehende erhöhte Durchblutung werden die Nervenbotenstoffe wieder abgebaut. Erst wenn die Kompensationsmechanismen zum Abbau der erhöhten Konzentration an Neurotransmittern greifen, geht der Kopfschmerz zurück. Die übermäßig freigesetzten Nervenbotenstoffe müssen abgebaut, dann die Speicher erneut aufgefüllt werden. Je nach Schwere des Anfalls und individueller Regenerationsfähigkeit dauert es Stunden oder auch Tage, bis der »Normalbetrieb« wieder läuft.

Triggerfaktoren – was kann ich tun?

Migräne kann die Lebensqualität im Alltag, im Beruf und in der Freizeit deutlich beeinträchtigen. Zu den Kopfschmerztagen kommt die Angst vor ihnen. Fragen tauchen auf wie: Kann ich den wichtigen geschäftlichen Termin auf diesen Tag legen oder stehe ich vielleicht ausgerechnet an diesem Tag aufgrund der Migräne neben mir? Kann ich mir zutrauen, eine Reise mit festem An- und Abreisetag zu buchen – mit der Unsicherheit, dass eine der Fahrten zur Tortur wird, da sie auf einen Migränetag fällt? Migräniker erleben diese Situationen und reagieren je nach Mentalität mit Trotz oder Resignation. Im ersten Fall wird ein Migränetag möglichst durchgezogen, und sei es mit Medikamenten schweren Kalibers und tapferem Lächeln, Motto »ich beherrsche die Migräne, nicht sie mich«. Im zweiten Fall steht man sich irgendwann selbst im Weg, stuft sich als krank und nicht leistungsfähig ein, zieht sich schicksalsergeben zurück.

Kopfschmerzen und die Angst vor ihnen

Sich beraten lassen – Hilfe zur Selbsthilfe suchen – ist angesichts dieser Problematik tatsächlich das beste Rezept. Da die Ursachen der Erkrankung noch nicht eindeutig geklärt sind, ist eine ursächliche Behandlung derzeit nicht in Sicht. Migräne gehört damit zu den Erkrankungen, die zwar bedingt behandelbar, aber nicht heilbar sind. Umso wichtiger ist es, für sich selbst einen Weg zu finden, mit der Erkrankung beziehungsweise der Neigung zu ihr so umzugehen, dass man damit leben kann. Im Fall der Migräne kommt es darauf an, die eigenen Triggerfaktoren nicht zum Zuge kommen zu lassen.

Finden Sie Ihren eigenen Weg

43

Die wichtigsten Auslöser

Individuell verschieden gibt es bestimmte Faktoren, die eine Migräneattacke begünstigen oder auslösen können. Sie werden Triggerfaktoren genannt (englisch *to trigger:* auslösen). Sie stoßen die Migräne an. Die wichtigsten Triggerfaktoren sind:

- ungünstiger Umgang mit Stress,
- bestimmte Nahrungsmittel,
- gestörter Schlaf-Wach-Rhythmus,
- Wetterfühligkeit,
- Umweltreize,
- Probleme mit der Halswirbelsäule oder den Augen,
- hormonelle Einflüsse.

Eine Migräne kommt nicht aus heiterem Himmel!

Dabei gibt es meist keine einfache Wenn-Dann-Beziehung. Meist müssen mindestens zwei Triggerfaktoren zusammenkommen, um eine Migräneattacke auszulösen. Die Stärke eines Reizes spielt ebenso wie die Kombination der Reize eine Rolle. Dies erklärt, warum es nicht jedes Mal einen einzigen klar erkennbaren Auslöser gibt. Die Migräne scheint dann wie aus heiterem Himmel zu kommen. Doch ähnlich wie es beim Wetter Bedingungen gibt, die dazu führen, dass sich ein Gewitter zusammenbraut, gibt es bei der Migräne Faktoren, die dazu führen, dass das »Unwetter« heraufzieht. Wer sie erkennt, merkt in den meisten Fällen, dass die Migräne nicht aus heiterem Himmel kommt.

Nahrungsmittel und Getränke

Wer unter Migräne leidet, sieht in vielen Fällen Nahrungsmittel intuitiv als Auslöser von Migräneattacken an. Mediziner bestätigen dies oder sind skeptisch. Die Ansichten sind – wie so oft – uneinheitlich, die Studien widersprechen sich.

Grund dafür ist, dass die Wirkungen von Nahrungsmitteln und Getränken nicht einfach nachzuweisen sind. Offenbar spielen nicht nur bestimmte Inhaltsstoffe eine Rolle, sondern auch Mengen, Kombinationen, die Tageszeit der Aufnahme, die sonstige körperliche und seelische Verfassung des Migränikers. Es gibt keine einfachen Erklärungen für das komplizierte Geschehen, das eine Migräneattacke auslöst. Denn die Migräne ist keine einfache Erkrankung. Es gilt wie in einem Puzzle herauszufinden, was alles dazu beiträgt, dass die individuelle Toleranzschwelle überschritten wird, worauf es zur Migräneattacke kommt. Dem Essverhalten dabei viel Aufmerksamkeit zu widmen, lohnt sich schon deshalb, weil wir es weitgehend selbst entscheiden können, wann unser Körper womit »gefüttert« wird. Das Wetter dagegen können wir höchstens und nur etwas durch die bewusste Wahl unseres Wohn- oder Urlaubsortes aussuchen, Stress können wir beispielsweise durch das Erlernen von Entspannungsstrategien gelassener sehen, ihn wie ein »verdächtiges« Nahrungsmittel ganz auszuschalten, ist schwer.

Keine einfache Wenn-Dann-Beziehung

Neben dem Schlaf-Wach-Rhythmus (siehe Seite 71) ist das Essverhalten eindeutig der Faktor, den wir am ehesten zur individuellen und vorteilhaften Gestaltung der Lebensumstände in der Hand haben.

Essen und Schlafen haben Sie selbst in der Hand!

Einige Mediziner beschäftigen sich schon lange mit dieser Frage und sind der Ansicht, dass Nahrungsmittel für viele Migränepatienten eine wichtige Rolle einnehmen. Sie geben Tipps, welche Nahrungsmittel Migränepatienten meiden sollten und ermuntern zur intensiven Selbstbeobachtung. Diese ist bei der Beurteilung, inwieweit Nahrungsmittel tatsächlich Triggerfaktoren

Meist mehr als ein Faktor

sind, immer notwendig. Denn es gibt kein allgemeingültiges Ursache-Wirkung-Prinzip. Bei jedem einzelnen Patienten, jeder einzelnen Patientin sind die Faktoren individuell gelagert. In den meisten Fällen müssen mindestens zwei Faktoren zusammenkommen. Zudem ist die Bedeutung der einzelnen Faktoren unterschiedlich. Das erklärt, warum ein Zusammenhang zwischen bestimmten Nahrungsmitteln oder Getränken und Migräne immer wieder in Zweifel gezogen wird – mal wird er vermutet, mal wieder verworfen, weil ein verdächtiges Nahrungsmittel scheinbar doch wieder vertragen wird. Manchmal werden auch Ursache und Wirkung verwechselt. So kann heißhungriger Schokoladenverzehr entweder ein Vorbote und damit bereits Teil der Attacke (Schokoladenheißhunger ist Wirkung der Migräne) oder aber ein Auslöser der Attacke sein (Schokolade ist Ursache der Attacke).

Mögliche Auslöser beim Essen und Trinken

Alkohol und Histamin

Rotwein und Sekt häufig im Verdacht

Bei mindestens einem Fünftel der von Migräne Geplagten ist sicher, dass eine Verbindung zwischen ihrer Migräne und gewissen Nahrungsmitteln besteht. Sehr oft wird dabei Alkohol genannt. Einige Migräniker meinen, es seien nur bestimmte alkoholische Getränke, insbesondere Rotwein und Sekt, andere sehen keinen Unterschied zwischen den Arten von Alkoholika, oder meinen, entscheidend sei, wann getrunken und was dazu gegessen wird. Interessant daran ist, dass selbst die Tageszeit des Konsums eine Rolle spielt. Es kann sein, dass ein Sekt am Abend folgenlos bleibt, während ein Sektempfang um die Mittagszeit mit

Wichtig sind Zeitpunkt und Dauer der Aufnahme

Verantwortlich dafür, ob ein Nahrungsmittel eine Migräneattacke hervorruft oder nicht, sind nicht allein die Nahrungsmittel, sondern ebenso Zeitpunkt oder Art und Dauer der Aufnahme. Für diese Annahme spricht, dass es nach dem Abklingen einer Migräneattacke bei vielen Patienten eine Zeit gibt, in der Nahrungsmittel vertragen werden, die sonst als Auslöser eines Migräneanfalls in Frage kommen. Ein Erklärungsansatz hierfür geht davon aus, dass im Organismus ein Vermittler für die Auslösung der Migräneattacke gespeichert wird, der mit dem Beginn derselben freigesetzt wird. Nach der Attacke wären dieser Theorie zufolge die entsprechenden Speicher entleert, um innerhalb einer gewissen Zeitspanne wieder aufgefüllt zu werden. Während dieser Aufbauphase des Speichers würden Nahrungsmittel vertragen, die aber irgendwann das Fass zum Überlaufen brächten. So sich diese These bestätigt, könnte man durch Meiden der Lebensmittel, die peu à peu die Migräneattacke auslösen, immerhin die Zahl der Anfälle senken.

nahezu hundertprozentiger Wahrscheinlichkeit eine Migräneattacke auslöst. Eine Erklärung dafür gibt es bisher nicht.

Nach dem Konsum von Alkohol sinkt der Blutzuckerspiegel, und ein zu niedriger Blutzuckerspiegel kann Migräne auslösen (siehe Seite 52). Bei der Kombinationswirkung von Alkohol und Nahrungsmitteln fällt auf, dass oft Käse – insbesondere alte, lang gereifte Sorten –, Dauerwurst und Schinken mit der Migräneentstehung in Zusammenhang gebracht werden. Diese Lebensmittel unterscheiden sich von anderen Lebensmitteln dadurch, dass sie viel Histamin enthalten, weshalb die Vermutung naheliegt, dass eine Überempfindlichkeit gegen diesen Stoff ein Triggerfaktor für Migräne ist. Dabei muss man wissen, dass alkoholische Getränke selbst Histamin mitbringen können und zusätzlich die Histaminwirkung auf das Drei- bis Vierfache verstärken. Wer also den Käse allein noch verträgt, muss bei der

Alkohol plus Käse, Wurst und Schinken

Individuelle Toleranz für Histamin

Verbindung Käse plus Rotwein möglicherweise feststellen, dass die individuelle Toleranzschwelle überschritten ist. Andererseits kann auch der Eindruck entstehen: »Einmal reagiere ich auf Käse, einmal nicht. Also ist der Zusammenhang fraglich.« Dann war man zwar auf der richtigen Spur, verwirft die Möglichkeit eines Zusammenhanges aber wieder. Gelangt man zu diesem Schluss, sollte man folgende zwei Aspekte berücksichtigen: Erstens kann die Reaktion von der Portionsgröße abhängen. Es ist möglich, dass eine kleine Portion eines Nahrungsmittels wie Käse, das individuell im Prinzip ein Triggerfaktor ist, noch toleriert wird. Die Probleme treten aber nach dem Genuss einer größeren Portion auf. Zweitens vergehen zwischen dem Genuss des verdächtigen Nahrungsmittels und dem Auftreten der Kopfschmerzen oft mehrere Stunden.

Zeitverzögerte Reaktion

In diesen Punkten liegt der Grund, warum Nahrungsmittel als Triggerfaktoren noch unterschätzt werden. Bei entsprechender Beobachtung kämen sicherlich mehr als zwanzig Prozent der Betroffenen zu dem Schluss, dass ihre Migräneattacken durch eine Vermeidung bestimmter Nahrungsmittel in ihrer Häufigkeit und Intensität zu beeinflussen sind. Was es im Einzelnen ist, ist jedoch individuell verschieden. Es gibt aber Nahrungsmittel, von denen man sagen kann, dass Kopfschmerzgeplagte mit ihnen häufiger Probleme haben, und solche, bei denen es sehr selten ist, dass sie jemandem Probleme bereiten.

Tyramin

Neben den histaminhaltigen Lebensmitteln sind vor allem die tyraminhaltigen Nahrungsmittel ins Visier geraten. Während Histamin durch Zubereitungsprozesse wie Gärung und Fermentation aus der Aminosäure Histidin entsteht, ist Tyramin ebenso ein Reaktionsprodukt der Aminosäure Tyrosin. Tyramin steckt in Schokolade und – was auf diese Lebensmittel noch einmal die Aufmerksamkeit lenkt – in Rotwein und Käse, vor allem Schimmelkäse. Weiter kommt Tyramin in größeren Mengen in Trauben, Rosinen, Zitrusfrüchten, reifen Bananen, Feigen, Avocados, Tomaten, Kohl, Sojabohnen, Nüssen, Hefeprodukten, geräucherten Fleischwaren und Hering vor. Bisherige Forschungsergebnisse zu Migräne und Tyramin sind uneinheitlich: Einige Studien sprechen dem Tyramin der genannten Lebensmittel eine größere Wahrscheinlichkeit zu, eine Migräneattacke hervorzurufen, als einem Placebo (wirkstofffreies Scheinpräparat). Andere Studien können dieses Ergebnis jedoch nicht bestätigen.

Tyramin in Schokolade, Käse, Bananen und Hefe

Koffein

Weiter geraten Kaffee, Tee und andere koffeinhaltige Getränke bei manchen Menschen, die unter Migräne leiden, in Verdacht. Beim Kaffee kann sowohl ein verstärkter Konsum wie auch ein plötzlicher Entzug – wenn man an den täglichen Konsum gewöhnt ist – negative Folgen haben. In einer sogenannten doppelblinden, randomisierten Cross-over-Studie mit Probanden, die normalerweise bis zu sechs Tassen Kaffee am Tag trinken, wurde dieser Effekt eindeutig bestätigt. In dieser Kaffee-Studie erhielt ein Teil der Probanden koffeinhaltigen Kaffee, ein Teil entkoffeinierten Kaffee. In zeitlichem Abstand wurden die Gruppen ausgetauscht. Doppelblind bedeutet, dass weder der Untersucher noch die Testpersonen wissen, wer den Wirkstoff erhält – in diesem Fall also koffeinhaltigen Kaffee – und wer ein Scheinpräparat – hier entkoffeinierten Kaffee. So soll

Kaffeeexzess und -entzug machen Probleme

ausgeschlossen werden, dass der Untersucher die Testperson unbewusst beeinflusst. Randomisiert heißt, dass die Zuordnung der Testpersonen zur jeweiligen Gruppe nach Zufallsprinzipien erfolgt. Und der Begriff Cross-over meint, dass die Testpersonen in einem gewissen zeitlichen Abstand die Rollen wechseln. Derartige Studien genießen unter Forschern ein hohes Ansehen, da sie zahlreiche Fehlerquellen ausschließen. Die Kopfschmerzen durch Kaffeeentzug beginnen in der Regel am ersten Tag nach dem Auslassen des Koffeins und haben eine mittlere Dauer von zwei bis drei Tagen.

Vorsicht beim Kaffee zwischendurch!

Generell gilt, dass wer zu Kopfschmerzen neigt, mit dem Kaffeekonsum zurückhaltend sein sollte. Das betrifft selbstverständlich auch Getränke mit synthetischem Koffein, beispielsweise Colagetränke, Energydrinks, Eistees oder Limonaden. Auch Tee, Mate, Guaraná und Kakao (also auch Schokolade) enthalten Koffein. Insbesondere ein Koffeinkonsum zwischen den Mahlzeiten kann zu Kopfschmerzen führen, wenn man es nicht gewöhnt ist.

Zusatzstoffe

Geben Sie Frische den Vorzug

Eine Reaktion auf den künstlichen Süßstoff Aspartam, Konservierungsstoffe und andere Zusatzstoffe (Nitrat, Glutamat, Schwefel) wird diskutiert. Damit geraten die üblichen Verdächtigen auch im Zusammenhang mit dem Migränegeschehen ins Blickfeld. Frische Lebensmittel haben also nicht nur bei der Nährstoffversorgung, sondern auch in Bezug auf die Vermeidung von Kopfschmerzen höchstwahrscheinlich Vorteile.

Die Rezepte ab Seite 141 zeigen, wie eine Ernährung mit frischen Zutaten aussehen kann, die dazu nicht besonders zeitaufwendig ist.

Fett

Eine relativ neue Erkenntnis besagt, dass ein eigenständiger Zusammenhang mit Migräne auch für eine fettreiche Ernährung besteht. Damit gibt es neben anderen gesundheitlichen Vorteilen einen weiteren Grund, eine fettarme Ernährung zu bevorzugen. Einige Mediziner sind sich jedenfalls sicher, dass Wechselwirkungen zwischen hohen Fettsäurespiegeln im Blut und Triggerfaktoren für Migräne existieren. Der Effekt setzt etwa drei Stunden nach der Mahlzeit ein. Ein hoher Gesamtfettspiegel im Blut einschließlich eines hohen Maßes an freien Fettsäuren bewirkt, dass sich die Blutplättchen leichter zusammenballen und weniger Serotonin – das Glückshormon – gebildet wird. Beide Stoffwechselveränderungen werden mit der Migräne in Verbindung gebracht. An Patienten wurde beobachtet, dass diejenigen mit dem höchsten Fettkonsum im Vergleich zu anderen Patienten mit geringerem Fettverzehr zu häufigeren Kopfschmerzattacken neigten. Hielt man die Patienten an, ihren Fettverzehr stark zu drosseln, reduzierten sich die Kopfschmerzen in ihrer Häufigkeit, Intensität und Dauer (siehe auch Seite 56).

Häufiger Kopfschmerzen bei fettreichem Essen

Kalte Nahrungsmittel und Getränke

Schließlich trifft zu, was Oma schon immer sagte: Eiskalte Getränke bekommen nicht gut. Die starken Kältereize auf Nervenenden im Mundbereich und im Magen begünstigen auch die Migräneentstehung. Gleiches gilt für Eiscreme. Daher eiskalte Getränke und Speisen nicht hinunterstürzen, sondern sie etwas stehen lassen oder zumindest im Mund anwärmen, bevor sie geschluckt werden. Wüstenbewohner übrigens trinken lauwarme, keineswegs eiskalte Getränke. Und

Lauwarme Getränke sind besser bekömmlich

51

das nicht, weil auch heutzutage noch die Kühlmöglichkeiten fehlen, sondern weil's besser bekommt.

Flüssigkeitsmangel

Vergessen Sie das Trinken nicht!

Neben dem Essen sollte das Trinken nicht vergessen werden, denn Flüssigkeitsmangel begünstigt allgemein die Entstehung von Kopfschmerzen. Eineinhalb Liter täglich sind das Minimum. Wer groß und kräftig ist, benötigt bei gleicher Aktivität mehr als kleine, zierliche Menschen.

Hoher und niedriger Blutzuckerspiegel

Mit Frühstück geht es Ihnen gut

Was die Gestaltung der Mahlzeiten betrifft, haben regelmäßige Essenszeiten für Migräniker den Vorteil einer harmonisierenden Wirkung. Das Auslassen von Mahlzeiten, vor allem des Frühstücks, kann mit großer Wahrscheinlichkeit eine Migräneattacke begünstigen. Kritisch sind daher für Migränebetroffene auch Fastentage und -kuren. Besser als Fasten ist regelmäßiges, bedarfsgerechtes Essen. Als konkreter Auslöser von Kopfschmerzen gilt in diesem Zusammenhang eine Unterzuckerung. Manche Menschen neigen mehr dazu, andere weniger – je nachdem, wie schnell der Körper vom aktuellen Angebot auf seine Reserven umschalten kann.

Verstärkend beim Auslassen von Mahlzeiten wirkt der Genuss koffeinhaltiger Getränke, insbesondere dann, wenn sie auf nüchternen Magen getrunken werden. Koffein wirkt zwar nicht direkt auf den Blutzuckerspiegel, ein niedriger Blutzuckerspiegel macht sich jedoch durch die Wirkung des Koffeins stärker bemerkbar. Wer hat nicht schon an sich beobachtet, wie zittrig mehrere Tassen Kaffee machen, wenn dazu kein Gebäck verzehrt wird?

Am besten ist es, für einen ausgeglichenen, nicht zu hohen und nicht zu niedrigen Blutzuckerspiegel zu sorgen. Dieser lässt sich am besten durch regelmäßige Mahlzeiten und Bevorzugung von Lebensmitteln wie Vollkornprodukten, Gemüse und Obst erreichen. Vollkorn, Gemüse und Obst sorgen im Gegensatz zu stark verarbeiteten Lebensmitteln aus Weißmehl und isoliertem Zucker für einen stabilen Blutzuckerspiegel ohne Blutzuckerspitzen und gleichzeitig für ein hohes Maß an B-Vitaminen, die eine bedeutende Rolle für das Nervensystem und den Energiestoffwechsel in den Zellen spielen. Kleine Snacks zwischen den drei großen Mahlzeiten – Frühstück, Mittagessen, Abendessen – erleichtern es, einen ausgeglichenen, nicht zu hohen und nicht zu niedrigen Blutzuckerspiegel aufrechtzuerhalten. Insbesondere wenn die Anfälle meist am späten Vor- oder Nachmittag beginnen, kann es sein, dass die Mahlzeiten zu weit auseinanderliegen und ein niedriger Blutzuckerspiegel durch zu langsames Umschalten des Stoffwechsels auf Reserven die Attacken begünstigt. Ähnliches gilt, wenn zu früh zu Abend gegessen wird. Wer häufig mit Kopfschmerzen aufwacht, sollte ausprobieren, ob die Schmerzen schwächer und seltener werden, wenn vor dem Schlafengehen noch eine Kleinigkeit gegessen wird. Die Zwischenmahlzeiten müssen jedoch nicht unbedingt sein, wenn sich kein positiver Effekt einstellt, sie sich zudem schlecht einrichten lassen oder man dazu neigt, dann fünf Hauptmahlzeiten zu sich zu nehmen. Hauptsache ist, dem Körper nicht eine Umstellung nach der anderen zuzumuten, indem man vollkommen chaotisch mal isst, mal eine Mahlzeit ausfallen lässt. Außerdem sollte auf Fett- und Zuckerbomben verzichtet werden.

Essen Sie regelmäßig

Vollkorn, Gemüse und Obst sorgen für Stabilität

Mehrere kleine Mahlzeiten können helfen

Nikotin

Rauchen
fördert Migräne

Schließlich noch eine Anmerkung zu etwas, das ganz und gar kein Lebensmittel ist, das sich aber noch immer viele Menschen gewohnheitsmäßig in den Mund stecken: Zigaretten – Zigarren oder ihre Pfeife. Nikotinkonsum – auch Passivrauchen! – fördert ganz eindeutig Kopfschmerzen und damit auch die Migräne. Schon der Aufenthalt in verrauchten Räumen reicht, um einen Brummschädel zu bekommen. Langfristig ist es unter den verschiedensten gesundheitlichen Aspekten besser, das Rauchen aufzugeben, auch wenn der Körper kurzfristig ähnlich wie beim plötzlichen Koffeinentzug mit Kopfschmerzen reagieren kann, wenn das gewohnte Nikotin plötzlich weg ist.

Lassen Sie sich
vom Essen nicht
stressen!

Als Fazit bleibt festzuhalten, dass histamin- und tyraminhaltige Lebensmittel besonders häufig als Auslöser genannt werden und ansonsten die ganze Palette dessen, was mehr oder weniger häufig Unverträglichkeitsreaktionen und Allergien auslöst wie Getreideprodukte, Meeresfrüchte, Milch und Milchprodukte. Bei einer bekannten Überempfindlichkeit gegenüber bestimmten Inhaltsstoffen von Lebensmitteln kann man davon ausgehen, dass ihr Konsum den Körper stresst. Und Stress gilt auch als Triggerfaktor für Migräne. Zumindest können individuell schlecht verträgliche Lebensmittel mit dazu beitragen, die ebenso individuelle Toleranzschwelle für ungünstige Faktoren zu überschreiten. Das Maß ist voll, die nächste Migräneattacke kommt. Auffällig ist weiterhin, dass eine Ernährungsweise, die als ungesund bezeichnet werden muss, dem Körper offenbar auch im Hinblick auf die Entwicklung von Kopfschmerzen nicht bekommt. Ein hoher Fett- und Kalorienkonsum macht dem Körper zu schaffen, bei Neigung zu Kopfschmerzen wird das Zuviel genau an dieser Schwachstelle spürbar – abgesehen von anderen ungünstigen Auswirkungen durch ein zu hohes Gewicht.

Wer Nahrungsmittel als Triggerfaktoren für möglich hält, sollte dem Verdacht nachgehen. Hilfreich ist es, ein Kopfschmerztagebuch zu führen (siehe Seiten 91 und 98), in dem außer Datum, Intensität der Schmerzen und Therapiemaßnahmen auch Begleitumstände notiert werden. Der Konsum von verdächtigen Lebensmitteln gehört dazu. Wer dies als zu lästig empfindet, kann alternativ das als Migränetrigger vermutete Lebensmittel eine Zeit lang weglassen und beobachten, ob Häufigkeit und Dauer der Kopfschmerzen nachlassen.

Gehen Sie dem Verdacht auf den Grund

Für Migräniker ist regelmäßiges Essen mit frischen Lebensmitteln die beste Ernährung. Potenziell kritisch sind alle Lebensmittel, die lange und stark verarbeitet wurden. Dabei sollten insbesondere diejenigen, die auch noch individuell als Problem erkannt wurden, gemieden werden. Wer dennoch einmal große Lust auf sie hat, sollte eine kleine Portion genießen und darauf achten, dies nicht in Kombination mit weiteren Triggerfaktoren zu tun (siehe Seite 44).

Genießen Sie frische Speisen – regelmäßig

Hilfreiches beim Essen und Trinken

Omega-3-Fettsäuren, der Mineralstoff Magnesium und komplexe Kohlenhydrate sind Ernährungsfaktoren, die sich ausgesprochen positiv auswirken, wenn Kopfschmerzpatienten auf ihre gezielte Zufuhr achten. Ein Mangel ist in jedem Fall negativ, eine ausreichende bis gute Versorgung von Vorteil.

Omega-3-Fettsäuren

Es wurde festgestellt, dass Depressionen in Gegenden seltener sind, in denen mehr Omega-3-Fettsäuren als im Durchschnitt verzehrt werden. Depressionen und Migräne haben teilweise gleiche Ursachen, und Migränepatienten haben ein erhöhtes Risiko für Depressionen. Deshalb kann es sich lohnen, auf die gezielte Zufuhr von Omega-3-Fettsäuren wie Alpha-Linolensäure oder Eicosapentaensäure zu achten. Studien haben gezeigt, dass die von Ernährungswissenschaftlern als Tagesbedarf empfohlene Menge von täglich ein bis zwei Gramm Omega-3-Fettsäure bei einer durchschnittlichen Ernährung kaum erreicht wird.

Feuerwehr im Körper

Omega-3-Fettsäuren werden überwiegend im Zusammenhang mit der Prävention von Arteriosklerose und koronaren Herzkrankheiten genannt. Die Risikoreduktion beruht dabei weitgehend auf der Senkung eines erhöhten Cholesterinspiegels, ebenso des Blutdrucks, einer Reduktion der Thrombozytenaggregation (Thrombozytenverklebung) und einer Hemmung von Entzündungsreaktionen im Körper. Letzteres ist der Grund, warum die Omegas auch Rheumatikern ans Herz gelegt werden und bei Migräne helfen können. Alkohol übrigens führt zu einem Mangel an den vorteilhaften Fettsäuren. Das ist zusätzlich ein Grund, warum Alkohol kein gutes Mittel zur Entspannung ist und von Kopfschmerzpatienten eher gemieden werden sollte.

Gesundes Leinöl, Rapsöl und Sojaöl

Als herausragende Quellen für die entzündungshemmende Omega-3-Fettsäure Eicosapentaensäure werden immer wieder Kaltwasserfischarten genannt, allen voran Hering und Makrele. Grundsätzlich lässt sich die Zufuhr aber auch mit pflanzlichen Lebensmitteln erreichen. Vor allem in Lein-, Walnuss-, Raps- und Sojaöl ist Alpha-Linolensäure enthalten, eine Omega-3-Fettsäure, die der Körper selbst in Eicosapentaensäure umwandeln kann. Diese Öle sind bei der Zubereitung von Salaten zu empfehlen. Spezielle Margarinesorten, welche die langkettigen Omega-3-Fettsäuren enthalten, können zusätzlich zur ausreichenden Versorgung beitragen.

Magnesium

Hilfreich kann es weiterhin sein, gezielt auf eine ausreichende Magnesiumzufuhr zu achten. Dies gilt insbesondere für Kopfschmerzen, die im Zusammenhang mit der Periode auftreten. Die meisten Betroffenen haben gute Erfahrungen mit einer zusätzlichen Magnesiumzufuhr über konzentrierte Nahrungsmittel wie Weizenkeime oder mit einer gezielten Zufuhr magnesiumreicher Lebensmittel gemacht. Sehr hohe Magnesiumgehalte von über hundert Milligramm pro hundert Gramm Lebensmittel haben Weizenkeime und Bierhefe, die sich zur gezielten Ergänzung eignen, wenn sie über Speisen gestreut werden, Hülsenfrüchte, zu denen auch Sojabohnen zählen, Vollkorngetreide, Nüsse (vor allem Cashewnüsse) und Kakaoerzeugnisse. Gute Quellen sind auch Vollkornbrot, Gemüse, Obst, Fisch und Mineralwasser mit einem Magnesiumgehalt von mehr als hundert Milligramm pro Liter. Magnesium ist im Körper praktisch an allen Enzymreaktionen beteiligt, bei denen Energie gewonnen wird. Es ist wichtig bei der Reizleitung zwischen Nerven und Muskeln, ebenso für die Muskelkontraktion und Entspannung. Außerdem ist es ein Baustein für Knochen und Zähne. Mangelerscheinungen äußern sich in Muskelzittern und Muskelkrämpfen, insbesondere in Wadenkrämpfen. Unter anderem werden Migräne, Depressionen, Konzentrations-

Magnesium entspannt

Nüsse, Weizenkeime, Bohnen und Linsen

schwäche und Bluthochdruck als Mangelsympto-
me diskutiert. Die empfohlene tägliche Zufuhr
beträgt für Erwachsene dreihundert bis vierhun-
dert Milligramm. Schon durch kleine Mengen
Alkohol wird die Magnesiumausscheidung erhöht. Auch bei starkem Schwitzen gehen nennenswerte Mengen verloren. Umgekehrt ist eine
Überdosierung über magnesiumreiche Lebensmittel nicht möglich.

Komplexe Kohlenhydrate

Beste Grundlage gegen Heißhunger

Eine gesunde Ernährung mit vielen komplexen
Kohlenhydraten kann neben vielen anderen gesundheitlichen Vorteilen wie Prävention von Zi-
vilisationsleiden die Häufigkeit und Intensität von
Kopfschmerzen vermindern, denn sie entstresst.
Komplexe Kohlenhydrate, beispielsweise aus Vollkornprodukten, fördern die Produktion von Serotonin, ohne den Körper mit isoliertem Zucker
und Weißmehl zu stressen. Der Teufelskreis sieht
nämlich meist so aus: Unter Stress kreist mehr
Cortisol im Blut, ein Stresshormon. Es bewirkt
einen Heißhunger auf Speisen, die helfen könnten, den Serotoninspiegel anzuheben. Hohe Serotoninspiegel machen glücklicher, ruhiger, un-
empfindlicher gegen Schmerz – alles positive
Aspekte in Stresssituationen. Serotonin wird aus
der Aminosäure Tryptophan gebildet, die in ei-
weißreichen Lebensmitteln wie Milchprodukten
vorkommt. Doch um in das Gehirn zu gelangen,
wo aus Tryptophan Serotonin entsteht, benötigt
es Kohlenhydrate. Dadurch entsteht der Heißhunger auf Süßes (Kohlenhydrate) plus Deftiges (Eiweiß). Wer aber dabei zu viele schnell verdauli-
che Kohlenhydrate und zu viel Fett erwischt, hat
nur kurze Glücksmomente, dann kommt der Ka-
ter in Form von Unterzuckerung und hohen Fett-

säurespiegeln im Blut. Beide sind Triggerfaktoren für die Entstehung von Kopfschmerzen (siehe Seiten 51 und 52). Ideale Snacks bei Stress sind also beispielsweise Fruchtjoghurt ohne Zuckerzusatz, Gemüsesticks mit Dip oder ein Müsli aus Vollkornflocken, einer Handvoll Obst und einem fettarmen Joghurt – komplexe Kohlenhydrate plus fettarme Milchprodukte.

Wer unter Stress steht, neigt häufig zu zwei Essproblemen: zu viel und das Falsche zu essen. Gezieltes Gegensteuern kann entstressen. Denn es gibt in der Medizin immer mehr Beweise, dass unser Essen unsere Leistungsfähigkeit, unsere Energie und unsere Gemütsverfassung beeinflusst. Viele wissen es schon aus persönlichen Erfahrungen.

Stress macht heißhungrig und Heißhunger stresst ...

Gesunde Ernährung beginnt beim Einkaufen

Es gibt Lebensmittel, die immer im Hause sein sollten und solche, die es am besten nicht oder nur ausnahmsweise sind. Das Zweite gilt insbesondere für ungünstige Dinge, die sich einfach so in den Mund stecken lassen. Wer sie zu Hause hat, isst sie auch – und zwar eher früher als später. Alles dagegen, was erst zubereitet werden muss, ist weniger problematisch. Ausnahmen von der Regel »aufgepasst bei einfach so in den Mund« sind rohes Obst und Gemüse, die Sie unproblematisch zwischendurch genießen können. Daher ist es sinnvoll, länger lagerfähige Grundnahrungsmittel zu bevorraten, um nicht ständig rennen zu müssen, weil etwas fehlt. Frisches Obst und Gemüse dagegen sollte mindestens zweimal die Woche eingekauft werden, um nicht zu lange zu lagern. Bei Milchprodukten reicht einmal die Woche.

Aufgepasst bei »einfach so in den Mund«

Auswahltabelle für Lebensmittel

	günstig	weniger günstig	ungünstig
Obst, Gemüse	das meiste frische Gemüse und Obst, frische ungezuckerte Säfte, ungesalzenes Tiefkühlgemüse, ungezuckertes Tiefkühlobst, Hülsenfrüchte	gezuckertes Tiefkühlobst, Fruchtnektare, Bananen, Zitrusfrüchte, Trauben, Feigen, eingelegtes Gemüse, ungeschwefeltes Trockenobst	gezuckerte Obst- und gesalzene Gemüsekonserven, geschwefeltes Trockenobst
Kartoffeln, Nudeln, ganzes Getreide	Pellkartoffeln, Backkartoffeln, gedünstete Kartoffeln, selbst gemachtes Kartoffelpüree, selbst gemachte Kartoffelklöße aus Pellkartoffeln, Vollkornnudeln, Vollkornreis, Hirse, Quinoa und anderes gegartes Vollgetreide	Fertigprodukte aus Kartoffeln, Nudeln aus weißem Mehl, weißer Reis	fettreiche Kartoffelgerichte wie Pommes oder Kroketten
Getreideflocken, Müsli, Nüsse, Samen	Vollkornflocken, Weizenkeime, Nüsse, Mandeln, Kürbiskerne, Sonnenblumenkerne, Sesam, Leinsaat in kleinen Mengen, ungezuckerte Müslis	Weißmehlprodukte, große Mengen Nüsse und Samen (Fettgehalt), Nussmuse ohne Fett- oder Zuckerzusatz, gezuckerte Müslis (mit viel Zucker und Fettzusatz ungünstig)	Nussmuse und -aufstriche mit Fett- oder Zuckerzusatz
Brot, Backwaren	Vollkornbrot, Vollkornbrötchen	gesüßte Vollkorngebäcke	Backwaren aus Weißmehl, Torten jeglicher Art
Brotaufstriche	vegetabile Pasteten	Fruchtaufstriche mit Fruchtsüße, Honig	»normale« Konfitüren und Marmeladen

	günstig	weniger günstig	ungünstig
Milch, Milchprodukte	ungesüßter Quark, ungesüßter Joghurt, junge, fettarme Käsesorten	Sahne, Sahneprodukte, gesüßte Milchprodukte	lange gereifter Käse, Schimmelkäse, Schmelzkäse
Eier	zwei bis drei Eier pro Woche		
Fisch, Fleisch, Wurst	frischer Fisch	mageres Fleisch	fettes Fleisch, Räucherware, Dauerwurst, Schinken
Öle, Fette	kalt gepresste, nicht raffinierte Pflanzenöle	ungehärtete Pflanzenmargarine, Butter, Kokosfett	raffinierte und gehärtete Fette, Schmalz, Schlachtfette
Gewürze	frische Kräuter	Salz, getrocknete Kräuter und Gewürze, Zitrone, Hefeprodukte	Fleischextrakte
Süßungsmittel, Süßigkeiten	Vollfruchterzeugnisse	Vollrohrzucker, Honig, Ahornsirup, Agavensirup, Reissirup, Reismalz und Ähnliches, Frucht- und Nussschnitten	Raffinadezucker und damit hergestellte Süßigkeiten, Fruchtzucker, Pudding
Getränke	Mineralwasser, Kräuter- und Früchtetees, grüner Tee, Mate, ungesalzene Gemüsesäfte, ungezuckerte Obstsaftschorlen	schwarzer Tee, Kaffee, Obstsäfte pur, gezuckerte Obstsäfte	alkoholische Getränke, Cola, Eistee, Limonaden und Ähnliches

Bei individuellen Unverträglichkeiten und Allergien muss die Tabelle abgewandelt werden. Wer beispielsweise den Getreidebestandteil Gluten (in Weizen, Roggen, Gerste, Hafer) nicht verträgt, muss alle Produkte daraus in die ungünstige Gruppe verbannen.

Bewusst genießen

**Achtsam
auswärts essen**

Wer lässt sich nicht gern einmal bedienen oder freut sich über eine Einladung? Mit einer bewussten Auswahl muss der Restaurantbesuch keine Ausnahme von einer bekömmlichen Ernährung sein – im Gegenteil. Wo ist die Auswahl größer als in einem Restaurant? Das beste Beispiel ist das Salatbuffet. Meist stehen da so viele Sorten zur Auswahl, wie man zu Hause nie vorbereiten kann. Da kann man sich nach Herzenslust bedienen. Die bewusste Auswahl ist das Wichtigste.

Für unterwegs gilt: Lieber etwas Vollwertiges wie ein belegtes Vollkornbrot, einen Apfel, einige geschälte oder geschabte Karotten oder Ähnliches mitnehmen, als sich schnell etwas kaufen.

* *

Gut	Nicht so gut
• normale bis kleine Portionen	• XL- und Super-Portionen
• Mineralwasser, Saftschorle, Tee	• alkoholische Getränke, Limonaden
• klare Suppen mit Gemüse	• fette und gebundene Suppen
• gekochte, gedämpfte, gegrillte Speisen	• frittierte, gebratene Speisen, Gratins
• Speisen mit frischem Gemüse der Saison (meist frisch zubereitet)	• reine Fleisch- und Beilagen-Kombinationen
• Salat und Salatsauce getrennt bestellen; Joghurtsauce, Vinaigrette	• Salate mit viel Sahnesauce
• Senf, Ketchup	• Mayonnaise, Sandwichcreme mit Mayonnaise, Butter, Speckwürfel
• Obstsalat	• sahnige Desserts
• mitnehmen, was zu viel ist	• unbedingt alles aufessen, weil es bezahlt ist

• wenn eigene Entscheidung, wohin es geht: Restaurant aussuchen, das bevorzugt gesunde Speisen anbietet

* *

Ernährung für einen klaren Kopf

Fassen wir die Erkenntnisse des letzten Abschnitts zusammen. Schritt für Schritt kann die Basis geschaffen werden, dass Kopfschmerzen, insbesondere Migräne, trotz einer ererbten Neigung dazu, so wenig und so selten wie möglich auftreten. Das ist übrigens bei anderen Erkrankungen ähnlich. Bestimmte gesund erhaltende Verhaltensweisen tragen dazu bei, die »Familienkrankheit« nicht oder nicht so stark zum Zuge kommen zu lassen. Zudem sind viele Tipps immer wieder ähnlich – die Grundregeln einer gesunden Ernährung helfen dem Körper insgesamt, gesund zu bleiben – egal welcher Erkrankung vorgebeugt werden soll. Sie müssen daher nicht denken, dass die Migräne Ihr ganzes Leben bestimmt und Ihnen nun auch noch vorschreibt, was und wie Sie essen und trinken sollen. Es sind vielmehr allgemeine Erkenntnisse einer gesunden Ernährung, die immer wieder je nach Erkrankungsneigung und individuellen Gegebenheiten modifiziert werden. Das Individuelle ist bei Migräne sogar besonders wichtig. Nicht jeder reagiert auf die gleichen Triggerfaktoren, also sind die folgenden Tipps nicht für jeden gleich wichtig. Nur die Beobachtung des eigenen Körpers und seiner Reaktionen führt auf die richtige Spur, welche Regel möglichst streng eingehalten werden muss, um die lästigen Kopfschmerzen zu vermeiden, und welche lockerer gehandhabt werden kann. So ist es für den einen am wichtigsten, keinen Rotwein zu trinken, für den anderen, einen Bogen um Kaffee und Cola zu machen, für den einen sind regelmäßige Mahlzeiten entscheidend, für den anderen eine gute Mineralstoffversorgung.

Die Schritte oder Elemente im Einzelnen

- **Selbstbeobachtung:** Nur sie ermöglicht es, die individuellen Triggerfaktoren herauszufinden. Das gilt für Lebensmittel wie auch für andere Begleitumstände. Da es unmöglich ist, über Wochen im Kopf zu behalten, was wann wie viel verzehrt wurde, oder ob der Tag stressig war oder nicht, ist es zwar etwas lästig, aber doch hilfreich, ein Kopfschmerztagebuch zu führen. Die Mühe lohnt sich, denn nur wenn die Faktoren, die eine Migräne begünstigen, durch Detektivarbeit erkannt sind, können sie gemieden werden.
- **Vollwertiges Frühstück:** Ein Frühstück mit Vollkornprodukten und fettarmen Milchprodukten ist der beste Start in den Tag. Wer frühstückt, kann sich besser konzentrieren, hat über den Tag mehr Energie und ist ausgeglichener. Ideal ist ein Müsli oder Vollkornbrot mit Quark und etwas Aufstrich. Blutzuckerspitzen durch Weißmehl und viel Zucker werden damit

ebenso vermieden wie schon am Morgen ein hoher Fettsäurespiegel im Blut. Wer zu den Menschen gehört, bei denen der Hunger erst nach einer Anlaufphase kommt, sollte sich das Frühstück einpacken, wenn es zur Arbeit oder zur Schule geht.

- **Richtige Kombination von Kohlenhydraten und Eiweiß:** Was für das Frühstück gilt, sollte sich den Tag über fortsetzen. Komplexe Kohlenhydrate mit fettarmen Eiweißlieferanten kombinieren. Grund: Die Aminosäure Tryptophan, die zur Bildung von Serotonin benötigt wird, benötigt ihrerseits Kohlenhydrate, um zur Umwandlung ins Gehirn zu gelangen. Serotoninmangel begünstigt die Entstehung von Kopfschmerzen – hohe Fettsäurespiegel im Blut sind aber ebenso ungünstig.
- **Regelmäßige, bedarfsgerechte Mahlzeiten:** Sowohl das Überspringen von Mahlzeiten als auch zu viel Nahrung begünstigen Kopfschmerzen. Gründe: einerseits Unterzuckerung, andererseits zu hohe Fettsäurespiegel im Blut.
- **Koffeinhaltige Getränke in Maßen:** Manche Patienten machen gute Erfahrungen mit einer Tasse Kaffee, wenn die Kopfschmerzen beginnen, anderen widerstrebt der Konsum. Feststeht, dass exzessiver Kaffeekonsum Kopfschmerzen ebenso fördert wie ein plötzlicher Entzug. Wer sehr viel Kaffee trinkt, sollte die Menge daher langsam reduzieren. Wer am Morgen seine ein bis zwei Tassen gewöhnt ist, sollte sie nicht ausgerechnet in Stresssituationen weglassen. Wenn beides zusammenkommt, ist eine Kopfschmerzattacke wahrscheinlich. Gleiches gilt übrigens für Colagetränke, so die Angewohnheit besteht, sie täglich zu konsumieren.
- **Ausreichend Mineralstoffe:** Magnesium reduziert die Krampfneigung und damit auch die Kopfschmerzneigung. Einige Nüsse oder Samen im Müsli tragen zur ausreichenden Bedarfsdeckung bei. Gleiches gilt für Selen. Eine Mangelversorgung wird mit schlechterer Stimmung in Verbindung gebracht. Der Mechanismus ist aber noch unklar. Insgesamt gilt: Eine Versorgung über Nahrungsmittel ist der über Nahrungsergänzungen vorzuziehen. Das gilt insbesondere für Selen, dessen richtige Dosierung kritischer ist als bei Magnesium.
- **Viele B-Vitamine:** Eine ausreichende Versorgung mit Folsäure wird mit einer besseren Stimmung in Verbindung gebracht. Niedrige Serotoninspiegel können aus einem Mangel an Folsäure resultieren. Das »Nervenvitamin« steckt vor allem in grünem Gemüse, Tomaten und Hülsenfrüchten.

- **Fettreduzierung:** Wenn zu viele Fettsäuren im Blut kreisen, begünstigt dies die Entstehung von Kopfschmerzen. Wer Fettbomben auslässt, profitiert aktuell und langfristig: weniger Kopfschmerzen und der Abbau eventuell vorhandenen Übergewichts, was wiederum den Körper entlastet und zu weniger Kopfschmerzen führt – ganz abgesehen davon, dass Übergewicht mehr als ein Dutzend andere Erkrankungen fördert.

- **Omega-3-Fettsäuren:** wenn Fett, dann das richtige Fett. Omega-3-Fettsäuren sind nicht nur gut für Herz und Kreislauf, sie stabilisieren auch die mentale Gesundheit. Insgesamt wirken sie Entzündungsprozessen im Körper entgegen. Meist wird Fisch als Quelle genannt. Doch Vegetarier müssen nicht auf sie verzichten. In Leinsamen und Rapsöl stecken nennenswerte Mengen Omega-3-Fettsäuren. Selbst Gemüse und Hülsenfrüchte, allen voran Brokkoli, Portulak, Blumenkohl und rote Bohnen, tragen zur Versorgung bei.

- **Möglichst keine Zusatzstoffe:** Der Süßstoff Aspartam und der Geschmacksverstärker Glutamat stehen in Verdacht, die Entstehung von Kopfschmerzen zu fördern. Dies ist zwar umstritten, doch andererseits ist es leicht, auf sie zu verzichten. Zutatenliste lesen! Glutamat ist in vielen Fertigprodukten wie Trockensuppen, Konserven, Salatdressings oder Gewürzmischungen enthalten. Etwas schwieriger ist es mit Nitrat, das ebenso in Verdacht geraten ist. Als Zusatzstoff in Fleischwaren ist es ebenfalls deklariert, doch auch manche pflanzliche Lebensmittel enthalten es durch Aufnahme aus dem Boden. Gemüse der Saison und aus Bio-Anbau ist weniger belastet als anderes.

- **Vorsicht bei Tyramin und Histamin:** Da die beiden Stoffe nicht zugesetzt werden, sondern durch Zubereitungsprozesse entstehen, ist es besonders schwierig herauszufinden, ob sie eine Rolle spielen. Die Angaben in Nährwerttabellen widersprechen sich, da die konkrete Prozessführung und die Dauer der Lagerung immer wieder andere Bedingungen schaffen, sodass der Gehalt im Einzelfall immer wieder anders ausfällt. Deshalb helfen nur die allgemeinen Regeln: Frische Lebensmittel lange gelagerten vorziehen. Kleine Portionen nehmen, wenn Lebensmittel wie Salami, Schinken, reifer Käse verzehrt werden. Auch reife Bananen werden im Zusammenhang mit hohen Histamingehalten genannt.

- **Alkohol meiden:** Er verstärkt die Histaminwirkung, begünstigt Magnesiummangel und behindert die Versorgung des Körpers mit Omega-3-Fettsäuren.

- **Trinken:** Bitte nicht vergessen. Denn Flüssigkeitsmangel ist eindeutig ein Triggerfaktor für die Entstehung von Migräne und Kopfschmerzen allgemein. Am besten – da kalorien- und koffeinfrei – sind Mineralwasser, Kräuter- und Früchtetees.
- **Nicht rauchen!**

Wer diese Schritte zu einer gesunden Ernährung in die Praxis umsetzt, profitiert insgesamt für seinen Körper. Individuelle Prioritäten sind wichtig, doch führt auch die Gesamtheit – also von jedem Schritt etwas zu beherzigen – zum Erfolg. Und zur Prävention der klassischen Zivilisationserkrankungen wie Herzinfarkt und Diabetes tun Sie damit auch eine Menge. Der Verzicht wird somit zum Gewinn.

Umgang mit Stress

Wechselwirkung zwischen Stress und Essen

Stress ist neben genetischen Dispositionen der Hauptfaktor bei der Entstehung von Kopfschmerzen und Migräne. Im Zusammenhang mit der Ernährung wurden schon einige Stressfaktoren angesprochen (siehe Seite 44). Wenn es ums Essen und Stressempfinden geht, gibt es jedoch noch eine wichtige Wechselwirkung: Nicht nur Essen kann den Körper stressen, auch Stress kann umgekehrt zu ungesundem Essen führen. Probleme in der Familie und im Beruf lösen bei manchen Menschen Heißhungerattacken aus, im Laufe derer sie bevorzugt Ungesundes, vor allem Süßes, in sich hineinstopfen. Kurzfristig fördert eine solche Verhaltensweise nämlich die Produktion von Serotonin, das die Stimmung hebt. Langfristig aber verschlimmert unkontrolliertes Essen die Situation, indem es zusätzlich stresst. Wenn wir über unsere Ernährung zur Stressminderung beitragen möchten, gilt es also an zwei Enden zu arbeiten: Wir müssen Wege finden, auf Stress anders zu reagieren als mit Nahrungszufuhr, und wir müssen ein gesundes Essverhalten praktizieren, um Stress zu vermeiden.

Selbstverständlich aber hat Stress nicht nur mit dem Essen zu tun. Er ist heute nicht nur in aller Munde, sondern überall. Für unsere Vorfahren war Stress eine überlebensnotwendige Reaktion. In Gefahrensituationen erhöhen Stresshormone die Herz- und die Atemfrequenz. Stress gibt dem Menschen die Energie, die er für Kampf oder Flucht benötigt. Dabei unterscheidet man zwei Arten von Stress: Empfinden wir es trotz Kampf als angenehm, uns für eine Sache einzusetzen, spricht man von positivem Stress oder Eustress. Als unangenehm empfundener Stress wird auch als negativer Stress oder Disstress bezeichnet. Positiver Stress beflügelt und wirkt aufbauend. Disstress demotiviert und macht auf Dauer krank. Die meisten Menschen sind heute tagtäglich mit dem schädlichen Disstress konfrontiert – sei es bei der Arbeit oder im privaten Bereich. Dabei geht es aber heute weniger um Kampf oder Flucht als um soziale Belange. Manchmal müssen wir uns beherrschen, obwohl wir innerlich kochen. Leistungs- und Zeitdruck, Verlust- und Versagensängste, Überforderung und Kränkung sind heute die häufigsten belastenden Empfindungen, mit denen manche Menschen besser, manche schlechter zurechtkommen. Das Selbstwertgefühl spielt eine Rolle, aber auch, was das Schicksal uns so zumutet.

Positiver und negativer Stress

Dauerstress durch ungünstige Lebensbedingungen ist nicht leicht in den Griff zu bekommen, da diese Faktoren von außen an uns herangetragen werden. Sorgen um kranke oder behinderte Familienangehörige, die wirtschaftliche Zukunft oder eine kaputte Paarbeziehung stressen oft jahrelang, ohne dass wir uns diesen Sorgen stellen und die Schwierigkeiten lösen. An den Lebensgewohnheiten etwas zu ändern, ist zwar auch

Gönnen Sie sich Entspannung, Schlaf und gesunde Ernährung

nicht einfach, aber eher machbar. Persönliche Interessen und Möglichkeiten zum Entspannen sollten neben Familie und Beruf nicht ganz auf der Strecke bleiben. Genügend Schlaf ist neben einer gesunden Ernährung dabei das Mindeste, das wir unserem Körper gönnen sollten, da er sonst irgendwann schlappmacht. Ein stressbedingter Migräneanfall kann hierfür als Vorbote angesehen werden. Der Körper erzwingt quasi einen Tag Pause. Ist es da nicht besser, die Pausentage und -stunden »freiwillig« zu machen?

Wann empfinden Sie Stress?

Denn werden Stress auslösende Faktoren nicht beseitigt oder durch einen entsprechenden Ausgleich bewältigt, können die im Stress bereitgestellten Energien nicht freigesetzt oder abgebaut werden. Der Körper steht infolgedessen ständig unter Strom. Es ist dann nur eine Frage der Zeit, bis er mit Krankheitszeichen reagiert. Die Migräne ist ein solches und wird sich bei allen, die eine Disposition dafür haben, als erstes oder als eines der ersten Zeichen einstellen. Dabei ist es auch möglich, dass sie genau dann zuschlägt, wenn einmal etwas Ruhe eingekehrt ist. Die Migräne deshalb aber als nicht stressbedingt zu verstehen, ist falsch. Denn wie wir noch beim Schlaf-Wach-Rhythmus (siehe Seite 71) sehen werden, reagiert der Körper in diesem Fall auf die plötzliche Veränderung von hoher Belastung hin zu Ruhe. Die Situation ist wie bei einer Erschöpfung, einem Zusammenbruch nach einem langen Lauf.

Süchte bedeuten Stress

Übrigens: Wer bei Stress zur Zigarette greift, trägt zusätzlich dazu bei, einen Migräneanfall zu bekommen. Nikotin ist ein Triggerfaktor. Ebenso wie durch übermäßiges Essen glauben manche Menschen durch Rauchen besser mit ihrem Stressempfinden fertigzuwerden. Letztendlich aber führt beides zu mehr Stress, schädigt das Immunsystem und macht den Körper anfälliger für akute und chronische Leiden.

Anstelle von kontraproduktiven Reaktionen wie Stressessen und Rauchen ist es daher sinnvoll und besser, dem Stress möglichst mit einer gesunden Strategie zu begegnen. Dabei gilt es, persönlich herauszufinden, welcher Vorschlag am besten funktioniert, um Stress zu mindern beziehungsweise gar nicht erst an sich heranzulassen. Körperliche Anstrengung in Form von leichtem Sport wie Gymnastik hilft vielen Menschen, ruhiger zu werden. Ein Versuch lohnt sich. Mitunter kommt der Spaß – den man vorher kaum für möglich hielt – erst beim Tun. Wer dem nichts abgewinnen kann, kommt vielleicht mit einem einfachen Spaziergang, der neue Eindrücke in der Natur vermittelt, zu mehr innerer Ruhe. Auch Gartenarbeit – so man Freude daran hat – kann Körper und Seele ins Gleichgewicht bringen. Das Tun ist mit Bewegung verbunden, das Erleben des Kreislaufs der Natur vermittelt Gelassenheit.

Bringen Sie Ihre Seele ins Gleichgewicht

Gespräche über belastende Situationen helfen oft mehr, als man zunächst denkt. Ein vertrauter Freund oder eine vertraute Freundin zum Zuhören ist eine große Hilfe. Vielleicht kann man sich auch gegenseitig wieder aufrichten, und in Selbsthilfegruppen schwindet zumindest das Gefühl, mit seinen Problemen allein auf der Welt zu sein. Ein Tagebuch zu führen, ist für alle ein gutes Mittel, die selbst mit sich ausmachen möchten, was wichtig ist, was nebensächlich. Wer nichts zu lachen hat, sollte überlegen, was sich dagegen tun lässt. Lachen entstresst. »Rettenden« Humor können vielleicht auch eine lustige Sendung, Kassette, ein Buch und Ähnliches bieten. Musikliebhaber berichten immer wieder, wie gut ihnen das Hören ihrer Lieblingsmusik tut, wie entspannend

Sie sind nicht allein!

Öffnen Sie Ihre Sinne

Musizieren und Singen sein können. Andere schwören auf die entstressende Wirkung von Massagen, die Streicheleinheiten kann man sich als Paar zum Beispiel auch gegenseitig gönnen. Schließlich gibt es diverse Entspannungsmethoden, die man erlernen kann. Meist schafft man das Erlernen nicht ohne professionelle Anleitung, daher gehen wir auf diese Methoden noch genauer ein (siehe ab Seite 111).

Stress ist auch Einstellungssache

Neben äußeren Faktoren spielt bei der Entstehung von Stress die innere Einstellung eine Rolle. Wer sich sehr starre Regeln auferlegt, dass immer alles perfekt, ordentlich und fehlerfrei sein muss, setzt sich selbst unter Druck. Das beste Gegenmittel ist eine Analyse, was besonders stresst, um sich dann geeignete Abwehrmaßnahmen zu überlegen. Das kann bedeuten, die Ansprüche an sich selbst herunterzuschrauben, Ansprüche anderer zurückzuweisen oder gezielt für Ablenkung zu sorgen, so man zum Grübeln neigt.

Es gibt viele Stressfaktoren, die eine Migräne begünstigen und auf die wir zumindest Einfluss haben. Ein schneller Wechsel von Hell-Dunkel-Reizen, laute Geräusche, starke Klimaschwankungen sind solche Faktoren. Wer merkt, dass ihm diese nicht bekommen, sollte versuchen, entsprechende Situationen zu meiden oder auf das individuell erträgliche Maß zu dosieren. Wer sich nicht ausschließen mag und trotz möglicher Probleme mitgeht, muss weder Diskothekenbesuch noch Sauna mit starken Warm-Kalt-Reizen endlos ausdehnen. Man darf aber auch einmal ablehnen, wenn man schon vorher weiß: »Das muss ich dann wieder büßen«. So viel Verständnis werden Familie und Freunde sicherlich haben.

Sagen Sie doch einfach mal »Nein!«

Schlaf-Wach-Rhythmus

Schlafstörungen, Arbeit bis über beide Ohren, aber ebenso eine Feier bis in den nächsten Morgen können zur Übermüdung führen, und diese kann einen Migräneanfall auslösen. Andererseits machen Migräniker die Erfahrung, dass gerade dann eine Migräneattacke kommt, wenn sie länger schlafen als sonst. Die Wochenend- und Urlaubsmigräne schlägt bei ihnen zu. Zurückzuführen sind all diese Erscheinungen auf eine Ursache: Eine plötzliche Umstellung im normalen Tagesablauf, verbunden mit einer Änderung des Schlaf-Wach-Rhythmus zählt zu den wichtigen Bedingungen für das Auslösen einer Migräneattacke. Da reicht schon die Änderung des Schlaf-Wach-Rhythmus am Wochenende, um den ersten freien Tag mehr im Bett oder auf dem Sofa zu verbringen, als ihn für sich nutzen und genießen zu können. Auf jeden Fall begünstigen sowohl zu wenig als auch mehr als genug Schlaf einen Migräneanfall. Ein möglichst regelmäßiger Tagesablauf ist daher von Vorteil. Wenn es die lästigen Kopfschmerzen reduziert, kann man es vielleicht verschmerzen, auch an den Wochenenden und im Urlaub nicht wesentlich länger zu schlafen als unter der Woche. Ebenso sollte das Zubettgehen nicht zu sehr nach hinten ausgedehnt werden, weil sonst anderentags ein Brummschädel droht.

Fernreisen mit Zeitverschiebungen verkraften Migräniker oft weniger gut als andere Menschen. Man sollte daher an den ersten beiden Tagen nach dem Flug nicht sofort Programm haben, um sich dem veränderten Rhythmus möglichst in Ruhe anpassen zu können.

Unregelmäßigkeiten durch Nacht- und Wechselschichten sind für Migränepatienten auf Dauer schwer zu verkraften. Eine regelmäßige Ar-

Beugen Sie der Urlaubsmigräne vor

Erst mal ankommen

Regelmäßige Arbeitszeiten sind am besten

beitszeit ist auf jeden Fall besser. An dieser Stelle trifft leider zu, was so oft gilt: Wer eine Erkrankung hat, ist für manche Arbeiten weniger gut geeignet. Gerade Kopfschmerzpatienten machen immer wieder die Erfahrung, dass ihr Leiden nicht ernst genommen wird. Letztendlich tut man sich selbst aber keinen Gefallen, wenn man sich mit vielen Medikamenten über die Runden rettet. Wenn der Schlaf-Wach-Rhythmus zu den Triggerfaktoren zählt, sollte man alles daransetzen, eine Arbeit mit regelmäßigen Arbeitszeiten zu finden, die tagsüber geleistet werden kann.

Regeln können helfen

Manchmal wird geraten, regelrecht einen Stundenplan aufzustellen. Doch muss dies jeder und jede selbst entscheiden. Manche Menschen fühlen sich mit vielen Regeln zur Orientierung wohl, andere nicht. Zu starre Regeln werden für sie leicht zu neuen Stressfaktoren.

Wetterfühligkeit

Das Wetter beschäftigt uns jeden Tag schon bei der Wahl der Kleidung. Die Planung von Aktivitäten richtet sich immer nach der Wettervorhersage und oft macht uns das Wetter in unseren Breiten einen Strich durch schöne Gartenfeste. Ständig wirkt das Wetter auf uns, und jeder zweite Bundesbürger gibt an, auch gesundheitliche Auswirkungen zu spüren – vorwiegend im negativen Sinne. Kann das Wetter krank machen?

Wetter wirkt immer

Auf Temperatur- und Luftdruckwechsel reagieren Wetterfühlige mit Abgeschlagenheit, Müdigkeit oder Kopfschmerzen. Menschen, die unter chronischen Erkrankungen leiden, können durch bestimmte Wetterlagen schlimmere Beschwerden bekommen. Andererseits beflügelt uns gutes Wetter und aktiviert. Bewusst oder unbewusst nehmen wir immer wahr, wie es draußen ist.

Wie Wetterveränderungen auf den Gemüts- und Gesundheitszustand Einfluss nehmen, ist von Mensch zu Mensch jedoch so verschieden, dass manche die Zusammenhänge schlichtweg abtun, während andere klagen. Wetterfühlige haben ein empfindlicheres vegetatives Nervensystem und reagieren auf Temperatur- und Luftdruckschwankungen sensibler als andere, die kaum etwas spüren, außer dass sie frieren oder schwitzen. Generell, so erklären Medizin-Meteorologen, können zwei Wetterlagen den Organismus negativ beeinflussen: sowohl heranziehende Kalt- als auch heranziehende Warmfronten. Beides kann eine Migräne verschlimmern. Erwärmt sich die Luft deutlich, weiten sich die Gefäße, der Blutdruck sinkt. Naht eine Kaltfront, verengen sich die Gefäße und der Blutdruck steigt. Damit wird deutlich, dass die Wetterbedingungen auf den Körper einwirken. Krank macht das Wetter im eigentlichen Sinne nicht, aber es verstärkt bereits bestehende Dispositionen zu Abweichungen vom Normalen.

Vorsicht bei Warm- und Kaltfronten

Wetterfaktoren werden oft als besonders wichtige Auslöser von Migräneattacken angesehen. In Süddeutschland lebende Betroffene machen beispielsweise gerne den Föhn verantwortlich. In der Tat sind Wetterwechsel und -schwankungen, übermäßige Kälte, Hitze und sehr feuchte Witterung Triggerfaktoren. Sie erhöhen jedoch allgemein die Häufigkeit und Intensität von Kopfschmerzen, nicht speziell nur die von Migräne. Außerdem ist das Wetter der Faktor, den wir selbst am allerwenigsten beeinflussen können. Um die Zahl und die Heftigkeit der Kopfschmerzattacken zu reduzieren, ist es daher lohnender, sich beispielsweise um das Ess- und Schlafverhalten Gedanken zu machen, als sich über das Wetter aufzuregen. Ein-

Nehmen Sie Kopfschmerzwetter locker

Achten Sie auf wirklich beeinflussbare Faktoren

zig sinnvoll: es bei »Kopfschmerzwetter« etwas ruhiger angehen lassen!

Es gibt bisher keine anerkannte wissenschaftliche Studie, die einen alleinigen Zusammenhang zwischen Wettersituation und Migräneattacken belegt. Weltweit besteht eine hohe Übereinstimmung in der Häufigkeit der Kopfschmerztage pro Monat und Jahr. Es gibt eine weitgehende Übereinstimmung der Migränehäufigkeit in den verschiedenen Ländern der Welt. Diese Tatsache gilt manchen Wissenschaftlern als Gegenbeweis für einen eigenständigen Zusammenhang zwischen Wettersituation und Migräne. Dem halten andere Wissenschaftler entgegen, dass Wetterumschwünge ebenso weltweit vorkommen, – wenn auch nicht überall gleich. Egal, ob es einen alleinigen Zusammenhang zwischen Wettersituation und Migräne gibt oder nicht, sollten Sie bei Wetter, das Sie belastet, das Sie aber nicht beeinflussen können, besonders auf die wirklich beeinflussbaren Faktoren achten, damit mit der Kalt- oder Warmfront möglichst keine Migräne heranzieht.

Umweltreize

Flackerndes Licht, Lärm und Gerüche

Umweltreize wie Licht – beispielsweise flackerndes Licht in der Disco –, Lärm, Gerüche und Ähnliches können Triggerfaktoren sein. Eine erhöhte Licht-, Lärm- oder Geruchsempfindlichkeit kann aber auch Symptom einer beginnenden Migräneattacke sein, weshalb hier leicht Ursache und Wirkung verwechselt werden können.

Medikamente

Hormone und gefäßerweiternde Mittel können die Migräneentstehung begünstigen. Machen Sie Ihren Arzt oder Ihre Ärztin bei einer Verschreibung auf die Migräneneigung aufmerksam.

Körperliche Beschwerden

Weit verbreitet sind Muskelverspannungen im Bereich von Schultern und Nacken. Sie können Migräneanfälle begünstigen, aber auch andere Kopfschmerzformen. Im Laufe des Lebens kann es zu Abnutzungserscheinungen beispielsweise der Schultergelenke oder der Wirbelsäule kommen. Schmerzen und wiederum Verspannungen sind die Folge, die dann ihrerseits die Migräne fördern. Auch durch Störungen im Kieferbereich wird die Migräne manchmal verstärkt, etwa durch Gebiss- oder Kieferfehlstellungen, eventuell auch Weisheitszähne. Bei Schmerzen in den Kiefergelenken oder nächtlichem Knirschen sollte ein Zahnarzt um Rat gefragt werden. Insgesamt jedoch gilt: Auch wenn der Kopfschmerz in vielen Fällen im Nacken beginnt, ist die Halswirbelsäule nicht die eigentliche Ursache für Migräne. Die Entstehungsursache der Migräne ist eine andere, orthopädische Erkrankungen verschlimmern die Migräne lediglich. Um ganzheitlich zu einer Besserung zu gelangen und die Häufigkeit und Intensität von Migräneanfällen zu vermindern, sollten orthopädische Probleme aber von einem Facharzt behandelt werden.

Gleiches gilt für Sehprobleme. Auch eine Fehlsichtigkeit oder eine Schwäche der Augenmuskeln können Kopfschmerzen verursachen. Das trifft bei Fehlsichtigkeit und Augenmuskelschwäche insbesondere dann zu, wenn die Augen überanstrengt werden, um im Fernbereich etwas zu erkennen oder um im Nahbereich bestimmte Arbeiten durchzuführen. Dazu zählen handwerkliche Tätigkeiten wie das Nähen, Lesen und vor allem auch die Arbeit am Bildschirm. Schlechte Beleuchtung verstärkt die Sehprobleme zusätzlich.

Verspannte Muskeln, abgenutzte Gelenke, Zahnprobleme

Fehlsichtigkeit und überanstrengte Augen

Meistens hilft eine Brille

Gewöhnlich entsteht zuerst ein Druckgefühl um die Augen. Es kann sich zu Schmerzen steigern. So, wie das Druckgefühl und die Schmerzen an Stärke zunehmen, wird die Wahrscheinlichkeit für die Entstehung von Kopfschmerzen größer. Stirn und Schläfen sind bezüglich der Schmerzausstrahlung vom Auge aus am meisten schmerzgefährdet. Bei Menschen, die zur Migräne neigen, begünstigt das schlechte Sehen Kopfschmerzen dieser Form. Meist hilft eine Brille gegen die Überanstrengung der Augen. Manchmal leiden jedoch auch gesunde Augen, weil beispielsweise die vor dem Bildschirm verbrachten Stunden – Arbeit plus Fernsehen – schlichtweg zu viele sind.

Angepasstes Training beugt vor

Generell gilt, dass große körperliche Anstrengung mit dazu beitragen kann, eine Migräneattacke auszulösen – sei es durch ein unvernünftiges Maß an Strapazen oder wegen körperlicher Probleme wie Augenschwäche oder Abnutzungserscheinungen der Knochen. Ein leichtes, dem Leistungsvermögen angepasstes Training wirkt sich dagegen positiv auf das Allgemeinbefinden aus. Deshalb sollte man weder ängstlich alle möglichen Aktivitäten meiden noch zu viel Ehrgeiz entwickeln. Zwischen Sofa und Marathon gibt es viele Abstufungen. Auch Orthopäden raten zu Bewegung, die nicht überfordert, aber ein »Einrosten« der Gelenke verhindert. Die Augenheilkunde kennt neben der Sehfehler korrigierenden Brille Entspannungsübungen, die allerdings wenig verbreitet und in ihrem Nutzen nicht belegt sind. Am bekanntesten ist die Bates-Methode. Wer sich dafür interessiert, erhält im Buchhandel Literatur.

Hormonelle Veränderungen bei Frauen

Eine Verbindung von Monatsblutung und Migräne erkannte schon Hippokrates um 400 vor Christus. Lange glaubten die Mediziner, die Gebärmutter verursache die Beschwerden. Heute weiß man, dass der Entstehungsprozess viel komplizierter ist. Der Hypothalamus, ein Teil des Gehirns, steuert den Monatszyklus. Die Kopfschmerzen entstehen im Gehirn. Jedoch sind die Zusammenhänge zwischen Hormonen und Kopfschmerzen bis heute nicht richtig geklärt.

Zusammenhang unklar

Immerhin belegt eine Studie der *City of London Migraine Clinic* eindeutig, dass von Migräne betroffene und diesbezüglich sensible Frauen um den Termin ihrer Monatsblutung herum deutlich anfälliger für einen Migräneanfall sind als sonst. Die Migräne ist keine Einbildung, sondern hat körperliche Ursachen. Migräne unabhängige Kopfschmerzen gehören auch zum prämenstruellen Syndrom und treten häufig in den Wechseljahren auf. Die Vermutung, dass Kopfschmerzen unterschiedlichen Typs irgendwie mit dem Absinken des Östrogenspiegels zu tun haben, drängt sich also auf. Bezüglich der genauen Zusammenhänge besteht aber noch Forschungsbedarf.

Macht Östrogen sensibler?

Bei einer Befragung durch die genannte Klinik in England sahen fünfzig Prozent der Migränepatientinnen einen Zusammenhang zwischen ihrer Periode und dem Auftreten der Migräne. Bei fünfzehn Prozent der Migränepatientinnen fiel der erste Migräneanfall in die Zeit ihrer ersten Monatsblutung. Bei vielen Frauen mit menstrueller Migräne stellt sich der monatliche »Migränerhythmus« mit der Zeit ein. Die Hormonspiegel der Frauen zeigen meist keine Auf-

Normale Hormonspiegel

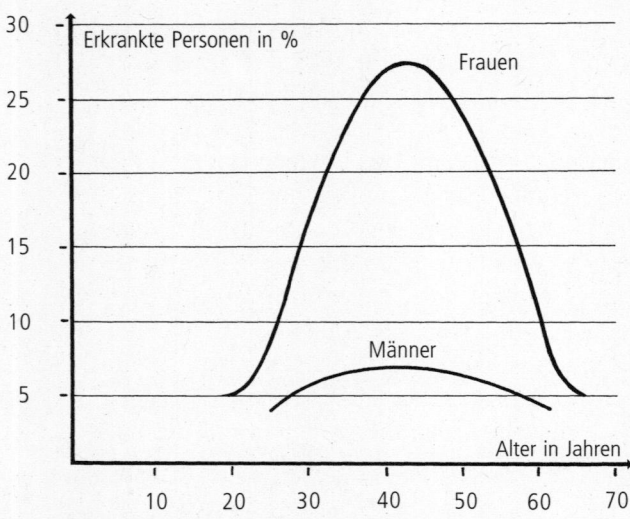

Häufigkeit des Auftretens von Migräneattacken, Geschlecht und Alter

fälligkeiten. Die betroffenen Frauen reagieren offenbar auf die eigentlich normalen Hormonschwankungen des weiblichen Zyklus besonders sensibel. Da selbst Östrogengaben nur bei einem Teil der Frauen die Migräne verhindern können, erforscht man jetzt auch andere Stoffe, deren Spiegel sich im Lauf des Zyklus verändern, unter anderem Neurotransmitter und Prostaglandine, chemische Botenstoffe.

Sonderform menstruelle Migräne

Die Sonderform der menstruellen Migräne liegt vor, wenn die Migräne immer im Zusammenhang mit der Monatsblutung auftritt. Die Symptome der menstruellen Migräne können den Symptomen des prämenstruellen Syndroms gleichen und gleichzeitig wie diese auftreten oder auch erst dann kommen, wenn die Blutung schon nachlässt oder gerade vorbei ist. Tagelange Schmerzen sind häufig, Aurasymptome selten. Wir besprechen diese Form, die dazu führt, dass Migräne als typische Frauenkrankheit angesehen wird, ausführlich, da der Zyklus als Triggerfaktor für weibliche Migränebetroffene sehr wichtig sein kann. Er führt dazu, dass je nach Angabe sechzig bis fünfundsiebzig Prozent der Migränepatienten Frauen sind. Die Hälfte der Migränepatientinnen geht von einem klaren, unübersehbaren Zusammenhang zwischen ihrer Migräne und ihrem Zyklus aus. Weibliche Hormone haben also ganz offenbar etwas mit der Entstehung von Migräneattacken zu tun. Höchstwahrscheinlich ist das plötzliche Absinken des Östrogenspiegels mit Beginn der Menstruation der häufigste Triggerfaktor in diesem Zusammenhang. Etwas erhöht ist aber auch die Wahrscheinlichkeit einer Migräneattacke um den Zeitpunkt des Eisprungs, da dann die Hormonspiegel im Körper schwanken.

Das Schwanken der Hormone ist das Problem

Das spricht dafür, dass es bei diesbezüglich sensiblen Frauen immer an denjenigen Tagen mit größerer Wahrscheinlichkeit zu einem Migräneanfall kommt, an denen der Körper größere Hormonumstellungen zu verkraften hat.

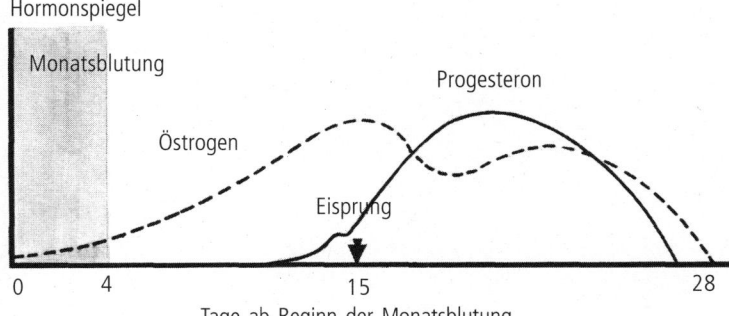

Während der Monatsblutung sind die Hormonspiegel am niedrigsten. Mit dem Eisprung wechselt die Hormondominanz. Der Eisprung kann bei einem unregelmäßigen Zyklus auch früher oder später erfolgen oder ausbleiben. Der Zyklus kann verkürzt oder verlängert sein.

Menstruelle Migräne oder prämenstruelles Syndrom?

Männer mit ihrem gleichmäßigeren Hormonspiegel haben da gut lachen und können sich über die »ewigen« Kopfschmerzen der Frauen lustig machen. Von menstrueller Migräne betroffene Frauen können auch zu anderen Zeiten als während ihrer Periode einen Migräneanfall bekommen. Manchmal bleibt eine menstruelle Migräne lange unerkannt, weil sie als prämenstruelles Syndrom angesehen wird. Aufgrund gleicher Symptome von menstrueller Migräne und prämenstruellem Syndrom ist es schwer, eine eindeutige Zuordnung und Diagnose zu treffen.

Die Einnahme der **Pille** gilt als Triggerfaktor, der im Rahmen einer individuellen Konstellation eine Migräne fördern kann. Die Art des Präparats spielt eine Rolle, denn bei manchen Frauen bessert sich die Migräne auch unter der Einnahme, oder ein Wechsel des Präparats bewirkt, dass die Beschwerden wieder zurückgehen. Auf jeden Fall sollte deshalb dem Frauenarzt beziehungsweise der Frauenärztin eine Verschlimmerung einer bestehenden Migräne mitgeteilt werden – die Verschlimmerung könnte auf das Präparat zurückzuführen sein. Bei einer Migräne mit Aura, die unter Einnahme der Pille erstmals auch entstehen kann, wenn die Frau vorher unter einer Migräne ohne Aura litt, ist Vorsicht bei der Einnahme der Pille nicht verkehrt, weil sich dadurch die Migräne verschlimmern kann. Viele Vorbehalte gegenüber der Pille bei Migräne haben ihre Ausgangsbasis in Untersuchungen mit relativ alten Präparaten, sodass man diese Vorbehalte differenzierter sehen sollte. Andererseits gibt es aber durchaus auch Alternativen zur hormonellen Verhütung, die eine akzeptable Sicherheit bieten. Es ist ohnehin ein fragwürdiger Standard der modernen Lebensweise, dass Frauen ihre Körper über

Vorsicht mit der Pille bei Migräneaura

✻ ✻

Symptome des prämenstruellen Syndroms

- Brustspannen,
- Unterleibsschmerzen, aufgeblähter Bauch,
- Übelkeit, Erbrechen, Darmträgheit,
- Lärmempfindlichkeit,
- Schwellungen der Beine,
- Depression, Abgeschlagenheit, Lustlosigkeit,
- Reizbarkeit, Affektausbrüche,
- Hyperaktivität und
- Kopfschmerzen.

✻ ✻

Jahrzehnte nicht in natürlicher Weise funktionieren lassen, sondern ständig Hormone einnehmen und den natürlichen Zyklus unterdrücken.

Während einer **Schwangerschaft** bessert sich die Migräne oft, allerdings kann auch das Gegenteil der Fall sein. Im zweiten und dritten Drittel einer Schwangerschaft haben die meisten Frauen, die vorher unter Migräne litten, Ruhe. Mögliche Ursache für die Besserung ist ein gleichbleibend hoher Östrogenspiegel. Im ersten Drittel ist die Situation nicht ganz einfach, wenn die Migräne so stark ist, dass Medikamente eingenommen werden. Vielleicht ist es während dieser kritischen Phase der Entwicklung der kindlichen Organe auch ohne Medikamente zu schaffen. Für den Fall der Fälle muss aber ein Mittel zu Hause sein, das während einer Schwangerschaft als unbedenklich gilt. Sobald man die Schwangerschaft feststellt, sollte mit der Frauenärztin oder dem Frauenarzt besprochen werden, was notfalls eingenommen werden kann, wenn es während der Schwangerschaft zu starken Migräneattacken kommt. In der Regel kehrt die Migräne nach einer Schwangerschaft wieder zurück. Viele Frauen, die ihr Kind voll stillen, was bewirkt, dass die

Meist migränefrei ab dem vierten Monat

Monatsblutung erst später wieder einsetzt, haben noch etwas Pause. Doch spätestens mit den Monatsblutungen ist die Migräne auch bei ihnen wieder da.

Kaum Probleme nach den Wechseljahren

In den **Wechseljahren** wird die Migräne bei fast der Hälfte der betroffenen Frauen zunächst noch einmal schlimmer. Ursachen sind wohl verstärkte Hormonschwankungen oder auch Übermüdung. Denn Schlafstörungen kommen in den Wechseljahren häufig vor. Wenn die Wechseljahre überstanden sind, wird die Migräne fast immer deutlich besser oder verschwindet sogar ganz. Einige Frauen mit menstrueller Migräne klagen jedoch darüber, dass ihre Migräne auch Jahre nach der Menopause noch einem monatlichen Rhythmus folgt. Warum das so ist, weiß man bisher nicht. Hormonersatztherapie während der Wechseljahre kann sowohl eine Verschlechterung als auch eine Besserung der Migräne bewirken. Probleme am Anfang der Therapie geben sich oft nach einigen Monaten. Frauen müssen daher die Entwicklung zunächst etwas beobachten, sollten sich aber nicht scheuen, bei Ausbleiben einer Besserung ihre Probleme mit der Therapie zu äußern.

Einfluss der Hormone auch bei nicht-menstrueller Migräne

Sehen wir uns die einzelnen Lebensphasen und Eventualitäten noch einmal im Detail an: Pubertät und Monatszyklus bei Frauen »im besten Alter«, Zeiten der hormonellen Verhütung, Schwangerschaft, Wechseljahre, Gebärmutterentfernung und Hormontherapie. Auch wenn keine menstruelle Migräne vorliegt, können hormonelle Verhütung, Schwangerschaft und Wechseljahre die Migräne beeinflussen.

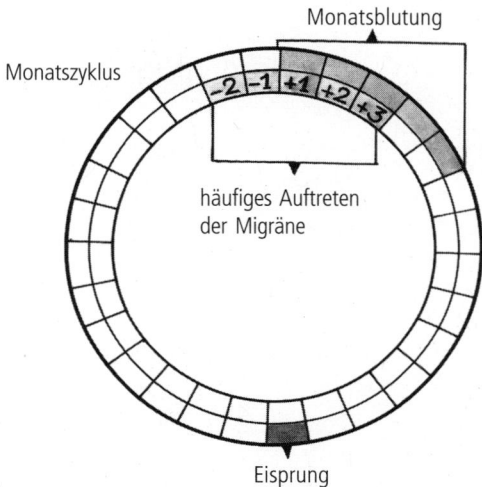

Monatsblutung

Monatszyklus

häufiges Auftreten
der Migräne

Eisprung

Häufig tritt ein Migräneanfall ein bis zwei Tage vor dem Beginn der Monatsblutung oder in den drei Tagen nach dem Beginn der Monatsblutung ein

Pubertät und Monatszyklus im gebärfähigen Alter

Der erste Migräneanfall tritt bei fünfzehn Prozent der von Migräne betroffenen Frauen im Jahr der ersten Monatsblutung auf. Bei anderen Frauen mit menstrueller Migräne kommen die Attacken erst später, stellen sich aber mit der Zeit auf den Monatszyklus ein – so als finde eine Art Sensibilisierung statt. Bei jungen Mädchen mit menstrueller Migräne sind die Anfälle also in den ersten Jahren, in denen sie ihre Periode haben, noch unregelmäßig über den Zyklus verteilt. Mit den Jahren – bei manchen Frauen auch erst im vierten Lebensjahrzent – stellt sich ein fester monatlicher Migränerhythmus ein. Manchmal verfestigt sich der Rhythmus auch, wenn nach der Geburt eines Kindes die Periode wieder einsetzt. Der in der Pubertät oft noch etwas unregelmäßige Zyklus hat dagegen offenbar keinen verschlimmernden Einfluss. Egal ob regelmäßige oder unregelmäßige

Migräne im Rhythmus des Monatszyklus

Periode, die Migräneanfälle treten meist kurz vor Einsetzen der Periode oder während dieser auf.

Meiden Sie weitere Trigger an Ihren Tagen

Da hormonelle Veränderungen auch Einfluss auf andere mögliche Migräneauslöser wie Stressempfinden oder die Wirkung von Alkohol haben, die dann ihrerseits am Entstehen der menstruellen Migräne mitwirken, ist es gut, diese anderen möglichen Auslöser vor oder während der Periode besonders sorgfältig zu meiden. Das Trinken von Alkohol beispielsweise oder Übermüdung fallen zu dieser Zeit mehr ins Gewicht als sonst.

Achten Sie auf ausreichend Schlaf

Es kann hilfreich sein, in der Woche vor der Periode gezielt darauf zu achten, den Körper möglichst wenig zu stressen, indem frau beispielsweise darauf achtet, genug zu schlafen.

Frauen, die vermuten, dass es bei ihnen eine Verbindung zwischen Monatszyklus und Migräne gibt, sollten die Geschehnisse rund um die Zeiten ihrer Periode eine Zeit lang besonders gut beobachten und sich darüber Notizen machen. So lässt sich leichter herausfinden, in welcher Beziehung die Anfälle und der Zyklus zueinander stehen. Wer nach einigen Monaten den Rhythmus erkennt, kann an diesen Tagen besonders sorgfältig weitere Triggerfaktoren meiden. Im günstigen Fall genügt dies schon, um den Anfällen vorzubeugen oder sie wesentlich milder als zuvor verlaufen zu lassen. Auch die Behandlung des prämenstruellen Syndroms kann sich günstig auswirken. Ein naturheilkundliches Mittel ist beispielsweise Nachtkerzenöl. Es ist eine natürliche Quelle für Gamma-Linolensäure, eine Fettsäure, die erfahrungsgemäß bei prämenstruellen Beschwerden hilft. Unter anderem baut der Körper aus ihr die bereits erwähnten entzündungshemmenden Prostaglandine auf (siehe Seite 78). Schwangere sollten Nachtkerzenöl nicht nehmen.

Suchen Sie Hilfe beim prämenstruellen Syndrom

Die Antibabypille

Die meisten Frauen, die hormonell verhüten, stellen keinerlei Veränderung der Migräne fest. Bei einigen kommt es sogar zu einer Besserung. Bei anderen werden die Anfälle jedoch häufiger oder schwerer. Sie treten dann typischerweise während der einen Woche auf, in der die Pille nicht eingenommen wird – der Pillenpause. Auch kommt es generell mit Einnahmebeginn der Pille – nicht nur bei Migränepatientinnen – häufiger zu gewöhnlichen Kopfschmerzen. In vielen Fällen geben sich die Probleme wieder, wenn die Pille einige Monate genommen wurde. Deshalb ist es sinnvoll, sie bei Problemen nicht gleich wieder abzusetzen, sondern ein paar Monate auszuprobieren. Die meisten Ärzte gehen heute davon aus, dass Frauen mit Migräne die Pille ohne größere Probleme einnehmen können, vorausgesetzt sie haben keine Anfälle der klassischen Form mit Aura. Allerdings kann aus einer einfachen Migräne ohne Aura mit der Einnahme hormoneller Verhütungsmittel eine Migräne mit Aura werden. Wenn eine Aura auftritt, ist eine nichthormonelle Verhütungsmethode günstiger als die Pille, weil eine Hormoneinnahme die Migräne verstärken kann. Die Pille sollte abgesetzt werden, wenn sich die Kopfschmerzcharakteristik stark zum Schlechteren verändert oder plötzlich neurologische Störungen wie Sehstörungen auftreten. Gleiches gilt, wenn die Kopfschmerzen unter Einnahme der Pille stärker werden, und dies auch nach mehreren Monaten nicht wieder nachlässt. Zu den Möglichkeiten nichthormoneller Verhütung und anderer Präparate können Frauenärzte und -ärztinnen beraten. Die modernen Pillenpräparate sind allgemein verträglicher als die Vorgänger, da die Östrogendosen optimiert wurden, das heißt nied-

Häufig kein Einfluss auf die Migräne

Vorsicht mit hormoneller Verhütung bei Aura

Keine Entwarnung bei hohem Blutdruck und Rauchen

riger sind. Mitunter hilft deshalb auch ein Wechsel des Präparats, oder die Verträglichkeit eines früher genommenen Präparates ist anders als vor etlichen Jahren, sodass das Präparat jetzt besser vertragen wird. Vorsicht ist aber nie verkehrt, zumal es gute Alternativen zur hormonellen Verhütung gibt.

Frühere Untersuchungen legten die Vermutung nahe, dass Frauen mit Migräne stärker von den unerwünschten Nebenwirkungen der Pille betroffen sein könnten. Dazu zählte insbesondere ein erhöhtes Schlaganfall- und Thromboserisiko. Doch durch neuere Präparate ist das Risiko inzwischen kleiner geworden. Gewarnt werden müssen allerdings nach wie vor Frauen, die unter Bluthochdruck leiden oder rauchen – und dadurch bereits ein erhöhtes Risiko für einen Schlaganfall haben. Bei Bluthochdruck hilft oft eine gesündere Lebensweise einschließlich einer gesunden Ernährung, die Werte zu normalisieren. Das Rauchen sollte aufgegeben werden. Auf jeden Fall sollten die Risikofaktoren vor Einnahme der Pille bedacht werden. Das Medikament ist zwar bequem, greift aber ständig in die natürlichen Körperfunktionen in gravierender Weise ein. Die Pille, als Befreiung von der Angst ungewollt schwanger zu werden, gepriesen, ist für viele Frauen zu einem neuen Zwang geworden. Partner und Gesellschaft erwarten die Einnahme. Dieser neue Zwang, »problemlos zu funktionieren«, um den Preis, seinem Körper ständig ein Medikament zumuten zu müssen, wird allerdings nur selten thematisiert.

Schwangerschaft

Oft wird behauptet, in der Schwangerschaft bessere sich die Migräne. Das stimmt für sehr viele Frauen, doch muss es nicht so sein. Etwa ein Drittel der Frauen, deren Migräne mit ihrer Periode verknüpft ist, leidet auch während einer Schwangerschaft. Zu Beginn kann die Migräne sogar schlimmer werden. Mit fortschreitender Schwangerschaft verschwindet sie aber oft oder verläuft zumindest milder. Die genauen Ursachen für eine deutliche Besserung der Migräne während einer Schwangerschaft sind noch nicht klar. Zum einen wird vermutet, dass die während der Schwangerschaft konstant hohen Spiegel der Hormone Östrogen und Progesteron zur Besserung beitragen. Progesteron wird bei fruchtbaren Frauen in der zweiten Zyklushälfte gebildet. Die Gebärmutter wird auf eine mögliche Schwangerschaft vorbereitet. Findet keine Befruchtung statt, fällt der Progesteronspiegel ab und es kommt zum Abbau der Gebärmutterschleimhaut, der Menstruation. Kommt es dagegen zu einer Schwangerschaft, bereitet Progesteron die Brustdrüsen auf die Milchproduktion vor. Zum anderen wird diskutiert, ob schwangerschaftsbezogene Veränderungen im Serotoninstoffwechsel und bei der Produktion von Endorphinen, Substanzen, die für »Glücksgefühle« sorgen, eine Rolle spielen. Schließlich könnte sich die veränderte Lebensweise positiv auswirken. Viele Schwangere ernähren sich bewusster als vorher, schlafen regelmäßiger, verzichten auf Alkohol und Nikotin, gönnen sich mehr Entspannungsmomente. Die Geburt des Kindes stellt für manche Frauen dann wieder einen kritischen Zeitpunkt dar. Für die kurz nach der Geburt auftretenden Migräneanfälle könnte Übermüdung verantwortlich sein.

Bringen die Hormone ...

... oder die veränderte Lebensweise Besserung?

Meist kehrt eine menstruelle Migräne mit der Monatsblutung in vollem Umfang zurück. Möglicherweise ist sie dann enger mit dem Zyklus verbunden als vorher.

Medikamente während Schwangerschaft und Stillzeit

Wer während einer Schwangerschaft und Stillzeit auf Medikamente angewiesen ist, sollte immer mit dem Frauenarzt oder der Frauenärztin über die Einnahme sprechen. Bei starker Migräne ist es am besten, das Thema schon bei dem Termin anzuschneiden, bei dem die Schwangerschaft bestätigt wird. Die Migräne schadet dem Ungeborenen und Säugling nicht, möglicherweise schaden aber die Medikamente. Ein Wirkstoff, der während der Schwangerschaft und Stillzeit genommen werden kann, ist Paracetamol (siehe auch Seite 108).

Zwieback bei Übelkeit

Trotz einer möglichen Schwangerschaftsübelkeit sollte eine Migränepatientin möglichst keine Mahlzeiten auslassen, um starke Blutzuckerspiegelschwankungen und damit einen möglichen Triggerfaktor für eine Migräneattacke zu vermeiden (siehe auch Seite 52). Bei Schwangerschaftsübelkeit hilft es manchmal, etwas Trockenes wie einen Zwieback zu essen.

Wechseljahre

Nach den Wechseljahren wird es besser!

Viele Frauen, die wegen ihrer Migräne nicht mehr ohne ärztliche Hilfe auskommen, sind um die fünfundvierzig Jahre alt. In dieser Zeit beginnen die Eierstöcke, langsam nachzulassen, bis die fruchtbare Lebensphase mit der Menopause endet. Es ist nicht ungewöhnlich, dass die Migräneanfälle in dieser Phase des hormonellen Ungleichgewichts häufiger auftreten beziehungsweise schwerer werden. Erste Studien ergaben, dass die Migräne bei fast der Hälfte der Frauen mit menstrueller Migräne in den Wechseljahren schlim-

* *

Entspannt schlafen

- Entspannungsübungen helfen bei Schlafstörungen (siehe Seite 115).
- Wohltuend können auch ein Abendspaziergang oder ein Fußbad nach Kneipp sein.
- Lavendel, Melisse, Hopfen, Passionsblume und Baldrian sind gute Einschlafhilfen aus dem Bereich der Phytotherapie. Sie sorgen darüber hinaus für einen gleichmäßigen Schlaf, sodass man seltener in der Nacht aufwacht. Lavendel und Melisse ergeben ein wunderbar entspannendes Bad. Auch als Tee oder als Duft in der Aromalampe entfalten sie ihre wohltuende Wirkung. Passionsblume und Baldrian, die vorwiegend als Präparate zur Anwendung kommen, haben in Studien in der Kombination die besten Ergebnisse erbracht.
- Johanniskraut hellt die Stimmung auf.
- Achten Sie darauf, nicht zu warm zu schlafen.

* *

mer wird, bei den meisten anderen Frauen gleich bleibt und sich nur bei wenigen Frauen bereits bessert. Nach den Wechseljahren lässt die Migräne bei den meisten Frauen deutlich nach oder verschwindet sogar ganz. Grund dafür ist wohl, dass es die heftigen Hormonschwankungen des weiblichen Zyklus dann nicht mehr gibt. Bei einigen Frauen mit menstrueller Migräne hat sich der Rhythmus jedoch offenbar so verselbstständigt, dass die monatliche Migräne noch Jahre nach der letzten Blutung auftritt. Während der Wechseljahre könnten die in dieser Zeit häufiger auftretenden Schlafstörungen – auch ausgelöst durch Hitzewallungen – zur Verschlimmerung der Migräne beitragen. **Gesunder Schlaf beugt der Migräne vor**

Für die Hormonersatztherapie gilt Ähnliches wie für die Einnahme der Pille, auch wenn hier zumeist natürliche, nicht künstliche Hormone zum Einsatz kommen. Es kann sein, dass sich die Migräne zunächst verschlimmert. Diese Verschlimmerung gibt sich mitunter nach einigen **Hormonersatztherapie?**

**Hormonersatz-
therapie nur
bei starken
Beschwerden**

Monaten, nicht jedoch in jedem Fall. Und da die Hormonersatztherapie auch aus anderen Gründen – beispielsweise Krebsentstehung, Herz-Kreislauf-Erkrankungen und Thromboseneigung – heftig umstritten ist und nicht mehr so gerne angewandt wird, wie dies einmal der Fall war, ist es besser, es zunächst ohne Hormone zu versuchen, auch wenn die Wechseljahre Beschwerden machen. Im Einzelfall ist die Hormontherapie sinnvoll, wenn andere Behandlungsmethoden nicht dazu verhelfen, die Lebensqualität zu erhalten. Die operative Entfernung der Gebärmutter übrigens beendet die monatlichen Migräneanfälle nicht. Denn der Zyklus entsteht, weil mehrere Organe des Körpers mit Hilfe von Hormonen zusammenwirken – das Gehirn, die Eierstöcke und die Gebärmutter. Wird Letztere entfernt, so hat dies wenig Auswirkungen auf die üblichen Hormonschwankungen – und diese sind es ja, die die Kopfschmerzen der menstruellen Migräne auslösen, auch wenn die Periode ab der Operation ausbleibt.

Werden Sie zum Detektiv in eigener Sache!

**Machen Sie Ihre
Trigger dingfest!**

Generell gilt, dass Migräne ein individuelles Problem ist. Was für den einen gut ist, muss es nicht unbedingt für den anderen sein und umgekehrt. Erste Maßnahme sollte sein, die individuellen Triggerfaktoren herauszufinden. Je besser man sie ausschalten oder kleinhalten kann, desto kleiner wird auch das Problem. Um Zusammenhänge aufzudecken, muss man sich eine Zeit lang beobachten. Leichter fällt dies, wenn man sich einige Notizen macht. Denn es ist zwar ein Glück, dass wir Beschwernisse auch wieder vergessen, aber im Fall der Migräne kann genau dies dazu führen, dass der nächste Anfall so überraschend kommt wie der vorherige. Schließlich liegen zwischen den Anfällen oft Wochen, und es gibt dadurch Menschen, die sich nach jedem Anfall vornehmen, der Sache auf den Grund zu gehen, es aber über Jahre hinweg nicht tun. Während des Anfalls ist einem alles zu viel – auch ein Arztbesuch – und am nächsten Tag ist alles vergessen. Was soll man jetzt noch feststellen können – nichts, ist dann die Meinung. Und auch der Arzt hat dann die Schwierigkeit, einen beschwerdefreien Menschen vor sich sitzen zu haben. Oft kann er dann nur zu einem Medikament für den Akutfall raten – was beim Betroffenen wiederum den Eindruck verstärkt, dass er sich den Arztbesuch hätte sparen können.

Nehmen Sie sich selbst unter die Lupe!

Um die individuellen Faktoren herauszufinden, die zur Entstehung einer Migräneattacke beitragen, ist es sinnvoll, über einige Zeit ein **Kopfschmerztagebuch** – auch Kopfschmerzkalender genannt – zu führen. Das Aufschreiben erleichtert es, die Zusammenhänge herauszufinden, denn niemand kann sich nach Tagen und Wochen noch an alles erinnern, was im Alltag vorkam. Grundsätzlich gibt es zwei Möglichkeiten der Dokumentation:

Beim Schreiben eröffnen sich Zusammenhänge

Zum einen kann man eine Zeit lang jeden Abend notieren, wie der Tag war: Traten Kopfschmerzen auf? Gab es Stresssituationen? Was habe ich gegessen und getrunken? Wie war das Wetter? Gab es andere gesundheitliche Probleme? Für Frauen zusätzlich: Hatte ich meine Tage?

Wie war der Tag?

Die weniger aufwendige Form der Dokumentation besteht darin, jeweils direkt nach den Migräneanfällen zu notieren, wie die Begleitumstände waren. Das Tagebuch sollte über fünf bis zehn Attacken hinweg geführt werden.

Wie war die Migräne?

* *

Checkliste Migräneauslöser

Psyche:
- Stress,
- starke Emotionen,
- Angst,
- Sorgen, Traurigkeit,
- Frustration,
- Erschöpfung.

Innerer Rhythmus:
- körperliche Erschöpfung,
- Änderung des normalen Tagesablaufs,
- Schlafmangel,
- langes Schlafen,
- Zeitverschiebungen (Reisen).

Umweltreize:
- Wetterumschwung,
- Klimawechsel,
- heißes Baden, Duschen, Sauna (Sauna mit starken Warm-Kalt-Reizen ist infolge der Temperaturschwankungen für Migränepatienten tendenziell ungünstig – auch wenn sie sonst als gesund und entspannend gilt.),
- Föhnwind,
- grelles Licht,
- Überanstrengung der Augen,
- Lärm,
- intensive Gerüche,
- Zigarettenrauch.

Ernährung:
- individuell schlecht verträgliche Nahrungsmittel,
- Auslassen von Mahlzeiten,
- Unterzuckerung,
- Alkohol,
- lange gelagerte Lebensmittel,
- koffeinhaltige und eiskalte Getränke.

* *

* *

Hormone:
- Menstruation,
- Eisprung,
- Verhütungsmittel,
- Wechseljahre.

Medikamente:
- Hormone,
- gefäßerweiternde Mittel.

* *

Wenn man von Natur aus zu Migräne neigt, gibt es Schmerzfreiheit leider nicht zum Nulltarif. Es macht einige Mühe, die Faktoren einzugrenzen, aber es lohnt sich – selbst wenn nur Häufigkeit und Intensität der Migräneanfälle nachlassen, ist schon viel gewonnen.

Für die Selbstbeobachtung ist es sinnvoll, bei jedem Migräneanfall zu notieren, wann, wie stark und unter welchen Begleitumständen die Attacke auftrat. Neben der Frage, welche Faktoren zu einem Anfall führen, ist es auch sehr hilfreich herauszufinden, wie viele Faktoren jeweils zusammenkommen müssen, damit die individuelle Toleranzschwelle überschritten wird. In jedem normalen Alltag kann es Dinge geben, die Anfälle begünstigen, die aber erst dann zum Problem werden, wenn gleichzeitig weitere Migränefaktoren auftauchen. Um dem Rätsel auf die Spur zu kommen, sollten die Notizen über einen Zeitraum von mindestens fünf Attacken fortgeführt werden. Danach wird Bilanz gezogen. Als Erstes hält man fest, was immer oder meistens an der Zusammenballung ungünstiger Umstände beteiligt war. Der nächste Schritt ist, zu unterscheiden, was von diesen Aspekten beeinflussbar ist, was

Welche Faktoren bringen das Fass zum Überlaufen?

Was kann ich beeinflussen?

nicht. Das Auftreten von Föhnwetter und der menstruelle Zyklus unterliegen nicht unserem Willen. Auch belastende Faktoren am Arbeitsplatz und in der Familie sind in vielen Fällen nicht einfach zu beeinflussen. Essen und Trinken, Aktion und Ruhe können dagegen schon eher verändert werden. So hilft es vielen zu Migräne neigenden Menschen, wenn sie beispielsweise in Stressphasen gezielt Entspannungsübungen machen oder während der Periode auf Alkohol verzichten.

Einfluss auf Häufigkeit und Intensität

Damit es nicht zu einer falschen Erwartungshaltung kommt, gilt es jedoch zu bedenken: Die Veranlagung zur Migräne bleibt bestehen. Häufigkeit und Intensität der Anfälle können gemindert werden. Es ist aber unrealistisch zu erwarten, dass die Migräne durch vorbeugende Maßnahmen geheilt wird, das heißt völlig verschwindet. Spätestens, wenn die Symptome der Vorphase wie

- verminderte Leistungsfähigkeit,
- Müdigkeit und häufiges Gähnen,
- starke Gereiztheit, schlechte Laune,
- Unruhe, Aufgedrehtheit,
- Appetit auf Süßes,
- ungewöhnliches Durstgefühl,
- Licht- und Geräuschempfindlichkeit,
- verminderter Geruchssinn,
- Ungeschicklichkeit,
- Nackenverspannungen,
- leichte Kopfschmerzen oder
- Übelkeit und Widerwillen gegen Essen

auftreten, sollte alles unterlassen werden, was die Entstehung einer Migräne weiter fördert (siehe Seiten 25 und 103). Zumindest die Intensität des Anfalls lässt sich so noch abmildern.

Sport und Migräne

Bei der Migränevorbeugung geht es nicht nur um das Weglassen bestimmter Dinge und Verhaltensweisen. Wichtig ist vielmehr ebenso ein ganz bewusstes Selbst-Aktiv-Werden. Fit bleiben oder es wieder werden spielt eine entscheidende Rolle für die Gesundheit.

Werden Sie selbst aktiv!

Ständiger Bewegungsmangel begünstigt wie ungesundes Essen fast alle Krankheiten und Beschwerden. Das Motto muss also lauten: Regelmäßige körperliche Bewegung in den Alltag integrieren oder einen Ausgleich durch Sport schaffen. Am besten ist Bewegung an der frischen Luft. Im Klartext heißt das: Dreimal pro Woche körperliche Aktivität mit deutlichem Schwitzen und vermehrter Atemtätigkeit.

Leichte Ausdauersportarten können die Migräne nachweislich günstig beeinflussen. Vor allem gelenkschonende Sportarten wie Jogging, Nordic Walking, Wandern, Rad fahren, Rudern, Schwimmen oder Skilanglauf haben sich als gut für eine Vorbeugung erwiesen. Diese Sportarten haben dazu den Vorteil, dass sie leicht erlernt werden können, meist keiner aufwendigen Ausrüstung bedürfen und auch für Ältere geeignet sind. Zwischen den Sportarten kann gewechselt werden, damit es nicht zu langweilig wird. Für Regentage ist es sinnvoll, wenn es einen Heimtrainer gibt. Wichtig ist Regelmäßigkeit. Nichtaerobe Sportarten wie Kraft- oder Kampfsportarten sind nicht geeignet, da sie zum sogenannten Anstrengungskopfschmerz führen können.

Ausdauersport beugt vor

Körperliche Aktivität verbessert die Kondition, stimuliert das Immunsystem und leistet einen Beitrag zu seelischer Ausgeglichenheit. Stress wird abgebaut. Außerdem kann Sport dazu beitragen, figurmäßig in Form zu bleiben.

Wohltat für die Seele

Aufwärmen und langsam beginnen

Anfänger sollten nicht vergessen: Lockerungsübungen zum Aufwärmen, langsam beginnen und die Intensität kontinuierlich steigern – nicht losrennen und sich gleich übernehmen. Man sollte nie völlig aus der Puste kommen. Zum Abschluss beugen Dehnübungen einem Muskelkater vor.

Während des Migräneanfalls allerdings gilt: Bewegung verstärkt die Beschwerden. Ruhe halten!

* *

An diesen Punkten können Sie arbeiten

- **Lebensführung:** An erster Stelle ist ein geregelter Tagesablauf mit gleich bleibendem Schlaf-Wach-Rhythmus wichtig, auch am Wochenende und bei der Planung von Reisen. Die eingespielten Schlafzeiten sollten möglichst beibehalten werden, da Unregelmäßigkeiten in diesem Bereich eine Migräneattacke fördern.

- **Ernährung:** An zweiter Stelle sollten regelmäßige Essenszeiten stehen, eventuell mit kleineren Zwischenmahlzeiten am Vormittag und am Nachmittag. Auf diese Weise beugt man einer Unterzuckerung vor. Das Auslassen von Mahlzeiten, vor allem des Frühstücks, kann mit großer Wahrscheinlichkeit Migräne auslösen. Kritisch sind für Migräniker auch Fastentage und -kuren sowie zu seltenes Essen. Wer unter Migräne leidet, sollte mit etwas Geduld und Disziplin auch außerhalb des Hauses, bei der Arbeit und bei Freizeitunternehmungen eine Ernährungsumstellung anstreben. Individuelle Auslöser wie Alkohol, Histamin und Tyramin oder bestimmte Nahrungsmittel sollten vermieden werden. Grundsätzlich ist es auch ratsam, auf das Rauchen zu verzichten.

- **Umweltreize:** Um Migräneattacken vorzubeugen, ist auch die Vermeidung stärkerer Reize, die als mögliche Auslöser gelten, wichtig. So ist zum Beispiel der Besuch von Diskotheken und Musikveranstaltungen, in beziehungsweise bei denen die Besucher einem schnellen Wechsel von Hell-Dunkel-Reizen, kombiniert mit sehr hohem Geräuschpegel, ausgesetzt sind, eher kontraproduktiv. Bei der Wahl des Urlaubsortes ist es von Vorteil, starke Klimareize, die beispielsweise eine Fernreise in tropische Regionen mit sich bringt, zu vermeiden. Auch den hohen Temperaturschwankungen, die ein Saunabesuch mit sich bringt, sollten sich Menschen, die unter Migräne leiden, nicht unbedingt aussetzen. Finden Sie am besten selbst heraus, wie Sauna bei Ihnen wirkt. Es gibt unterschiedliche Formen der Sauna, die individuell verschieden auch entspannend wirken können (siehe auch Seite 92).

- **Gelassenheit:** So schwer es sein mag, Gelassenheit ist wichtig. Migräniker sollten überlegen, ob sie nicht *zu* gut funktionieren und sich *zu* viel zumuten. Zum Abbau und zur besseren Bewältigung von Stress können Entspannungsübungen und Sport helfen.

* *

Kopfschmerztagebuch

Tag	1	2	3	4	5	6	
1. Schmerzdauer							
in Stunden							
Tageszeit							
2. Schmerzstärke							
schwach							
mittel							
stark							
sehr stark							
3. Sitz und Art der Schmerzen							
einseitig							
beidseitig							
hämmernd							
drückend							
4. Aura							
ja							
nein							
5. Begleiterscheinungen							
Übelkeit							
Erbrechen							
Lichtscheu							
Lärmscheu							
andere							
6. Behandlung							
Medikamente (1)							
anderes (Ruhe ...)							
7. Behandlungserfolg							
ja							
etwas							
nein							
8. Frühsymptome (2) (Müdigkeit, Heißhunger, Gereiztheit ...)							
9. Mögliche Auslöser (3)							
Nahrungsmittel							
Stress							
andere							

(1) Vermerken Sie Name und Dosis des Medikamentes.
(2) Vermerken Sie beobachtete Frühsymptome.
(3) Vermerken Sie mögliche Auslöser.

7	8	9	10	11	12	13	14	15

Markieren Sie Zutreffendes für einen Tag.
Markieren Sie die Wochenenden.
Markieren Sie den Zeitraum Ihrer Menstruation.

Tag	16	17	18	19	20	21	
1. Schmerzdauer							
in Stunden							
Tageszeit							
2. Schmerzstärke							
schwach							
mittel							
stark							
sehr stark							
3. Sitz und Art der Schmerzen							
einseitig							
beidseitig							
hämmernd							
drückend							
4. Aura							
ja							
nein							
5. Begleiterscheinungen							
Übelkeit							
Erbrechen							
Lichtscheu							
Lärmscheu							
andere							
6. Behandlung							
Medikamente (1)							
anderes (Ruhe ...)							
7. Behandlungserfolg							
ja							
etwas							
nein							
8. Frühsymptome (2) (Müdigkeit, Heißhunger, Gereiztheit ...)							
9. Mögliche Auslöser (3)							
Nahrungsmittel							
Stress							
andere							

(1) Vermerken Sie Name und Dosis des Medikamentes.
(2) Vermerken Sie beobachtete Frühsymptome.
(3) Vermerken Sie mögliche Auslöser.

22	23	24	25	26	27	28	29	30	31

Markieren Sie Zutreffendes für einen Tag.
Markieren Sie die Wochenenden.
Markieren Sie den Zeitraum Ihrer Menstruation.

Hilfe beim Migräneanfall

Ziel der Maßnahmen bei einem akuten Migräneanfall ist es, eine Strategie zur Schmerzvermeidung und -bewältigung herauszufinden, welche die Anfälle milder verlaufen lässt und zur Selbstkompetenz verhilft, um den Teufelskreis aus Schmerz und Anspannung während eines akuten Migräneanfalls durchbrechen zu können. Hierzu zählen in erster Linie Maßnahmen zur Reizabschirmung, Stressbewältigung, Naturheilmittel und Ernährungsfaktoren.

Ausbruch aus dem Teufelskreis

In der Vorphase

Wer rechtzeitig auf die Warnsignale der Migräne reagiert, kann oft die Wucht der Anfälle drosseln. Einige Stunden vor dem Anfall, manchmal auch schon ein bis zwei Tage vorher, beginnt die Vorphase (siehe Seite 25). Die Symptome wie Müdigkeit oder Heißhunger wurden schon beschrieben. Wer die leisen Anzeichen erkennt, kann ab diesem Zeitpunkt gezielt weitere individuell bekannte Triggerfaktoren meiden und der Migräne damit hoffentlich die Spitze nehmen. Zusätzlich können während der Vorphase Ruhe, Entspannungsübungen, Heilpflanzen, Naturheilmittel und freiverkäufliche Arzneimittel helfen.

Meiden Sie Ihre Trigger!

Wer feststellen muss, dass die eigene Migräneneigung dafür zu stark ist, kann sich von einem Arzt ein vorbeugendes Mittel verschreiben lassen. Das kann entweder ein Medikament sein, das man täglich nimmt, um die Entstehung eines Migräneanfalls zu vermeiden (siehe Seite 128) oder ein Medikament, das man in der Vorphase nimmt, damit der Anfall nicht zu schlimm wird (siehe Seite 108). Da der Magen während der Kopfschmerzphase nicht normal arbeitet und

Medikamente vom Arzt

In der Zwickmühle

Leider ist es nicht immer möglich, das Abklingen der Schmerzen abgeschirmt von der Außenwelt abzuwarten. Neben Schmerzen, die nicht mehr auszuhalten sind, gibt es berufliche Situationen, die den Griff zur Schmerztablette notwendig machen. Denn wer immer mal wieder einen Tag »nur« wegen Kopfschmerzen ausfällt, gilt schnell als Simulant oder Weichei. Da während einer Migräneattacke auch der Magen nicht mehr normal arbeitet, gelangen Medikamente, die erst dann genommen werden, wenn die Schmerzen bereits da sind, nur langsam in die Blutbahn. Wenn die Migräne einen bestimmten Punkt erreicht hat, ist sie wie eine Art Stromausfall. Nichts geht mehr. Manchmal kommt es zum Erbrechen von Nahrung, die auch nach Stunden noch wie gerade erst hinuntergeschluckt aussieht. Ein Medikament würde dann ebenso wenig vom Körper aufgenommen. Wenn man weiß, dass es sehr ungünstig wäre, an genau diesem Tag auszufallen, ist es daher besser, mit der Einnahme nicht zu lange zu warten. Aus Angst vor dem »zu spät« sollte man seinen Schmerzmittelkonsum aber nicht ständig steigern. Nicht jedes Mal sind Termine unaufschiebbar! Ständiger Gebrauch von Schmerzmitteln kann seinerseits zu Kopfschmerzen führen. Daher sollte man genau überlegen, ob es sein muss. Wer häufiger als nur gelegentlich nicht ohne Schmerzmittel auskommt, sollte sich in ärztliche Behandlung begeben, anstatt die Selbstmedikation immer weiter zu steigern.

oftmals zusätzlich Mittel gegen Übelkeit genommen werden müssen, ist es auch von der Dosierung her manchmal besser, lieber gleich etwas zu nehmen und nicht abzuwarten, ob man den Anfall ohne Medikamente übersteht – bei einer späteren Einnahme benötigt man höhere Dosen für die gleiche Wirkung. Insgesamt fährt man damit in nicht wenigen Fällen günstiger.

Die Migräne ist eine Erkrankung mit vielen Gesichtern. Sie reicht von leichten Anfällen, die ohne Behandlung gehen, wie sie gekommen sind, über Formen, die gut selbst behandelt werden können bis hin zu schweren Verläufen, welche die Lebensqualität der Betroffenen stark beeinträchtigen.

Da Ärzte diese schweren Fälle, bei denen es ohne Medikamente nicht geht, ganz bestimmt in der Praxis haben und Migräniker mit leichten Beschwerden dazu neigen, während des Anfalls nichts zu unternehmen, weil sie nur Ruhe brauchen und wollen, und es nachher absurd finden, ihrem Arzt zu berichten, dass sie vorige Woche Kopfschmerzen hatten, neigen Mediziner aus verständlichen Gründen dazu, zu glauben, dass es ohne Medikamente nicht geht. Die Migräniker, die sie konsultieren, haben im Schnitt heftigere Beschwerden als der Durchschnitt aller Migränebetroffenen. Ärzten fehlt deshalb manchmal die Erfahrung mit leichteren Fällen. Daher gilt bei der Selbsthilfe im akuten Schmerzfall wie schon bei den Triggerfaktoren: Selbstbeobachtung ist die halbe Therapie. Um die optimal wirksamen Maßnahmen herauszufinden und sinnlosen Aufwand, der sogar zusätzlich schaden kann, zu vermeiden, hilft nur, in sich hineinzuspüren und einige Monate Geduld zu haben, um auch wirklich die eigene Bandbreite der Anfälle zu berücksichtigen. Dann sollten Migränebetroffene in der Lage sein, selbst zu entscheiden, wie sie die Anfälle am besten überstehen, oder dem Arzt genau schildern können, wie die Anfälle ablaufen, was sie verstärkt, was sie erträglicher macht. Und wie schon angedeutet, kann es für jemanden, der letztendlich nicht ohne Medikamente auskommt, aufgrund dieser Erkenntnisse das Beste sein, diese Medikamente besser früher als später zu nehmen, wenn die Schmerzen unerträglich werden. Es kann sein, dass die Dosierung bei einer frühen Einnahme niedriger ausfällt und ein zusätzliches Mittel gegen Erbrechen unnötig ist.

Sie können immer davon ausgehen, dass ein Medikament wirkt, wenn es nicht sofort wieder

Das sieht Ihr Arzt

Unterstützen Sie Ihren Arzt bei der Diagnose

erbrochen wird. Ob ein Medikament hilft, ist jedoch individuell unterschiedlich.

Wenn die Schmerzen da sind

Souveräner Umgang mit Schmerz

Wenn die Kopfschmerzen da sind, ist es am besten, **Ruhe** zu halten. Manchen Betroffenen hilft es schon, wenn sie sich in einen abgedunkelten, geräuscharmen Raum zurückziehen oder schlafen können.

Entspannungsübungen sind einen Versuch wert. Zur Anleitung gibt es Kurse und Bücher, wobei jedoch das richtige Erlernen ausschließlich mit Büchern nicht immer gegeben ist. Etwas persönliche Anleitung erleichtert die praktische Umsetzung. Die Entspannungsreaktionen des Körpers reduzieren im Schmerzfall die Schmerz verstärkende Verspannung, lenken vom Schmerz ab und können das Gefühl vermitteln, souveräner mit den Schmerzen umgehen zu können. Am bekanntesten ist die progressive Muskelentspannung nach Jacobson (siehe Seite 115).

Alles begibt sich wieder in richtige Bahnen

Wohltuend kann eine sanfte **Schläfenmassage** oder eine **Akupressur** sein. Akupressur kann nach Anleitung durch einen Therapeuten selbst angewendet werden (siehe Seite 113). Mit den Fingerspitzen wird eine sanfte Druckmassage an speziellen Punkten auf Stirn, Schläfen und Nacken durchgeführt. Mitunter bringt es schon Linderung, die Stelle zwischen den Augen direkt über der Nase zu reiben. Auch die Vorstellung, im Kopf begebe sich alles wieder in die richtigen Bahnen, ist manchmal hilfreich.

Kälteanwendungen können den Schmerz lindern, zum Beispiel Eisbeutel, Kältepacks oder Eisspray. Seltener hilft Wärme.

Das Einreiben der Schläfen und der Stirn mit ätherischen Ölen wie **Pfefferminz-, Eukalyptus-**

oder Lavendelöl kann hilfreich sein, um die Schmerzen zu lindern. Wenn es hilft, sollte man das Einreiben mehrmals in zeitlichen Abständen wiederholen. Wem der Geruch eher unsympathisch ist, sollte das Einreiben sein lassen. Aufzwingen hilft nicht.

Für **Essen und Trinken** gilt: kleine, leichte Mahlzeiten, weder zu heiß noch zu kalt, langsam essen, schluckweise trinken. Empfehlenswert ist beim Trinken ein Mix aus Mineralwasser und Fruchtsaft (jedoch keine Zitrusfrüchte). Beim Essen werden stark kohlenhydrathaltige Speisen – Zwieback, Reiswaffel – am besten vertragen. Etwas Tee nach Geschmack oder zimmerwarmes Wasser tut dem Magen gut – selbst wenn man sich später übergeben muss. Trinken ist wichtiger als essen.

Zwieback, Reiswaffel und warmer Tee

Ingwer (aus der frischen Wurzel oder getrocknet) und **Pfefferminze** als Tee helfen gegen die Übelkeit während des Migräneanfalls und wirken sich positiv auf das Verdauungssystem aus. Wer lieber Wasser trinkt, kann dazu auch Ingwerstäbchen kauen. Kandierter Ingwer kann zudem unterwegs gute Dienste tun. Wem die Pflanzen aber vom Geschmack oder Geruch her nicht zusagen, sollte sie sich nicht aufzwingen. Dann nutzen sie nichts.

Frische Luft tut in der Regel gut. Fenster des Raumes öffnen – Rollladen zum Abdunkeln des Raumes, in dem man sich hingelegt hat, nicht ganz herunterlassen. Wem nach einem Spaziergang ist, kann es tun. Schnelle Bewegungen verstärken jedoch zumeist die Beschwerden.

Fenster auf!

Eine leichte bis mittelschwere Migräneattacke kann auch mit **freiverkäuflichen Schmerzmitteln** selbst behandelt werden. Dabei gilt als oberster Grundsatz: allerhöchstens an zehn Tagen im

Monat und ohne Pause maximal drei Tage hintereinander! Und auch dann unbedingt die genannten Tageshöchstmengen einhalten! Wer damit nicht auskommt, sollte sich auf jeden Fall in Behandlung begeben.

Nicht bei Schwangerschaft, Magen-Darm-Geschwüren, gestörter Blutgerinnung

Am besten untersucht und gesichert ist die Wirksamkeit von **Acetylsalicylsäure.** Der Name stammt von der Salweide, deren Rinde schon vor Jahrhunderten zur Linderung von Schmerzen gekaut wurde. Der Wirkstoff ist freiverkäuflich und in verschiedenen Darreichungsformen, beispielsweise Tabletten oder Brausetabletten, und Dosierungen erhältlich – lassen sie sich dazu am besten in der Apotheke beraten. Acetylsalicylsäure sollte für die Behandlung einer akuten Migräne bevorzugt in Form einer Brause- oder Kautablette mit reichlich Wasser eingenommen werden, da sie den Magen in dieser Form rascher passiert und schneller vom Körper aufgenommen werden kann. Als mögliche Nebenwirkungen sind Magenschmerzen, Gerinnungsstörungen des Blutes und allergische Reaktionen bekannt geworden. Bei Magen-Darm-Geschwüren, Asthma, Blutbild- und Gerinnungsstörungen sowie einer bestehenden Schwangerschaft und während der Stillzeit darf man den Wirkstoff daher nicht anwenden.

Überdosierung kann zu Leberschäden führen

Der Wirkstoff **Paracetamol** wird wegen der geringeren Nebenwirkungen bevorzugt bei Kindern eingesetzt. Wem es ausreicht, sollte es generell bevorzugen. Bei Überdosierung kann es jedoch zu Leberschädigungen kommen. Deshalb darf Paracetamol bei Leber- und Nierenfunktionsstörungen nicht genommen werden. Während einer Schwangerschaft kann Paracetamol nach Rücksprache mit dem Arzt oder der Ärztin eingenommen werden. Es stehen unterschiedliche Darreichungsformen, beispielsweise Tabletten oder

* *

Selbsthilfe beim Migräneanfall

Zu Beginn eines akuten Migräneanfalls gibt es eine Reihe von Maßnahmen, die helfen, die Attacke besser zu überstehen. Was dem Einzelnen mehr oder weniger hilft, ist jedoch individuell unterschiedlich, sodass man mit sich selbst Erfahrungen sammeln muss.

Wenn die Schmerzen da sind, helfen

- Reizabschirmung,
- Rückzug in einen abgedunkelten, lärmgeschützten Raum und
- Schlaf so gut wie jedem.

Damit lohnt sich ein Versuch:

- Akupressur,
- lokale Anwendung von Kälte oder Wärme,
- lokale Anwendung von ätherischen Ölen,
- Entspannungsübungen (progressive Muskelentspannung nach Jacobson),
- Verhaltenstherapie (Stressmanagement, Schmerzbewältigung).

Wenn der Schmerz zu heftig wird:

- Einnahme eines Schmerzmittels,
- eventuell in Kombination mit einem Mittel gegen Übelkeit und Erbrechen.

* *

Zäpfchen, und Dosierungen zur Verfügung. Lassen Sie sich in der Apotheke beraten. Bestehen zu Beginn einer Migräneattacke Erbrechen oder Übelkeit, so sollte ein Zäpfchen bevorzugt werden. Es gibt auch Kombinationspräparate mit Acetylsalicylsäure, die sich insgesamt als gut wirksam erwiesen haben. Sonstige derzeit zugelassene Kombinationspräparate sind eher nicht zu empfehlen. Zu weiteren Alternativen können Apotheker oder Arzt beraten.

Auch **gegen Übelkeit und Erbrechen** gibt es freiverkäufliche Medikamente. Wenn ein Medikament gegen Übelkeit und Erbrechen benötigt wird, sollte dieses vor dem Schmerzmittel eingenommen werden. Gönnen Sie Ihrem Körper möglichst auch dann Ruhe, wenn das Schmerzmittel seine Wirkung tut. Es unterdrückt lediglich

Erst das Mittel gegen Übelkeit, dann gegen Schmerzen

Geben Sie sich eine zweite Chance!

die Symptome von etwas, mit dem Ihr Körper gerade zu tun hat.

Sie sehen: Man kann einiges ausprobieren. Nicht wenige Migränekranke aber müssen feststellen, dass ihnen nur Ruhe oder aber Medikamente helfen. Erfolgreich ist eine Behandlung dann, wenn sich die Beschwerden deutlich bessern. Ist dies nicht innerhalb von zwei Stunden der Fall, ist die Behandlungsmethode in diesem Fall unwirksam – und den Aufwand nicht wert. Wenn der erste Versuch erfolglos war, kann es aber trotzdem sinnvoll sein, bei einer folgenden Attacke nochmals einen Versuch mit der gleichen Methode zu machen – schließlich ist jede Attacke, auch bezüglich der auslösenden Faktoren, anders.

Alternative Behandlungsansätze

Viele Betroffene suchen nach Alternativen zur medikamentösen Behandlung der Migräne. Methoden der körperlichen und seelischen Entspannung sind in diesem Zusammenhang ein wichtiges Thema. Da die Krankenkassen alternative Behandlungen nur in Ausnahmefällen bezahlen können, sollten die Kosten vorab geklärt werden. Es lohnt sich, Preise zu vergleichen, wenn man eine der Methoden einmal ausprobieren möchte. Welche der vielen, die angeboten werden, ist die schwierigste Frage. Wir stellen die gängigen Behandlungsansätze zur Migräneprophylaxe und zur akuten Schmerzbehandlung kurz vor. Darüber hinaus sollten Sie vor Ort Erkundigungen einziehen, welche Erfahrungen mit einzelnen Therapeuten gemacht wurden und sich realistisch überlegen, was Ihrem Naturell entspricht. Nur wer sich wirklich auf die Behandlung einlässt und Vertrauen zum Therapeuten hat, kann hoffen, aus der Behandlung einen Nutzen zu ziehen. Wer nur hingeht, um etwas getan zu haben, ohne daran zu glauben, wird wahrscheinlich auch keine positive Wirkung verspüren.

Nichtmedikamentöse Therapien bieten beispielsweise Heilpraktiker, Ärzte und Masseure an.

Was passt zu mir?

Massage

Ein gutes Mittel zum Abbau von Muskelverspannungen, aber auch zur seelischen Entspannung ist die Massage. Wird sie regelmäßig durchgeführt, kann sie den »Stressspiegel« erheblich senken und wirkt damit auch der Migräne entgegen. Sie kann als Partnermassage erlernt werden, um

Entspannung für die Seele

111

sie häufiger nutzen zu können, als es bei professionellen Masseuren möglich ist. Als Fußreflexzonenmassage soll sie gezielt bestimmte Körperareale beeinflussen können. Positive Erfahrungen, insbesondere mit der Fußreflexzonenmassage, liegen vor, um diese jedoch nachempfinden zu können, bedarf es einer sachkundigen Anwendung, die wiederum eher bei ausgebildeten Masseuren gegeben ist.

Akupunktur

Akupunktur
hat schon
manchem
geholfen

In welcher Weise die chinesische Akupunktur bei Migräne wirkt, kann man mit westlichen Methoden nicht erklären. Doch ein Teil der Betroffenen, die sie ausprobiert haben, schwört darauf. Akupunktur ist ein etwa 4000 Jahre altes Verfahren, das ursprünglich in China entwickelt wurde und bei unterschiedlichen Krankheiten und Beschwerden wirksam sein soll. Es gibt eine ganze Reihe unterschiedlicher Akupunkturverfahren wie Körperakupunktur oder Ohrakupunktur, Nadelakupunktur oder Elektroakupunktur – mitunter in Kombination mit Wärmebehandlung. Bei der klassischen chinesischen Akupunktur werden in bestimmte Hautpunkte Nadeln aus Stahl, Gold oder Silber eingestochen. Die Punkte liegen auf Linien, die den gesamten Körper überziehen. Nach der Lehre kennzeichnen die Linien die Energiebahnen, in denen die Lebensenergie fließt. Die Stimulation der Akupunkturpunkte durch das Einstechen der Nadeln soll Störungen im Energiefluss beseitigen. Heute vermutet man, dass durch das Einstechen der Akupunkturnadeln körpereigene Schmerzabwehrsysteme stimuliert werden. Studien zur Wirksamkeit der Akupunktur sind widersprüchlich. Mit Beginn einer Akupunkturbehandlung nimmt die Migränehäufigkeit oft ab. Das ist allerdings auch bei einem wirkstofffreien Placebo der Fall – psychisch scheint schon das Gefühl, dass nun endlich etwas geschieht, zu reichen, um positiver gestimmt zu sein.

Akupressur

Eine kostengünstigere, schnell erlernbare und relativ leicht durchführbare Variante der Akupunktur ist die Akupressurbehandlung. Hierbei werden mit den Fingern bestimmte Hautpunkte, die auf den Energiebahnen – auch Meridiane genannt – liegen, stimuliert, um Energieblockaden zu lösen. Dies geschieht durch Drücken und Massieren. Während eines akuten Anfalls tut es oft gut, sich mit Daumen und Zeigefinger Stirn und Schläfen selbst zu massieren.

Massage im akuten Schmerzfall

Kältetherapie

Kälte kann leichte Kopfschmerzen lindern. Diese Erfahrung wird schon seit Jahrtausenden genutzt. Kalte Umschläge um die Schläfen, Eisbeutel oder spezielle Kühlgels auf Stirn und Schläfen lassen sich leicht selbst anwenden und ausprobieren. Durch den Kälteeffekt ziehen sich die Blutgefäße zusammen beziehungsweise normalisieren sich. Bei leichten Kopfschmerzen ist dieser Effekt sehr angenehm. Bei schwereren Kopfschmerzen reicht Kälte allein nicht aus, um die Schmerzen zu lindern.

Kalte Umschläge, Eisbeutel, Kühlgel

Kneipptherapie

Pfarrer Kneipps Therapie empfiehlt neben den bekannten Wasseranwendungen – Wechselbädern, Wassertreten oder Arm-, Bein- und Gesichtsgüssen –, die speziell auch bei Kopfschmerzen helfen sollen, einen ausgeglichenen Lebensstil mit

Ausgeglichener
Lebensstil hilft

gesunder Ernährung und angepasster Bewegung, der bei einer Migräne hilfreich sein und Attacken vorbeugen kann. Eine prophylaktische Wirkung ist wahrscheinlich.

Homöopathie

Wichtig ist ein
individuelles
Konzept

In der Homöopathie gilt eine Substanz dann als Heilmittel für eine bestimmte Krankheit, wenn sie bei einem Gesunden ähnliche Symptome hervorruft wie die Krankheit beim Erkrankten. Ähnliches soll mit Ähnlichem geheilt werden. Der Patient bekommt die Substanz in möglichst geringer Dosis. Das Heilmittel der Wahl hängt auch von der Persönlichkeit des Betroffenen ab. Zwei Menschen mit der gleichen Erkrankung erhalten also keineswegs immer auch das gleiche Mittel. Wer mit Homöopathie einen Versuch machen möchte, sollte sich deshalb genau erkundigen, ob der Behandelnde eine fundierte Ausbildung in klassischer Homöopathie besitzt. Homöopathische Mittel können beispielsweise prämenstruelle Beschwerden oder Schlafstörungen – also mögliche Triggerfaktoren – lindern.

Yoga

Gute Methode
um abzuschalten

Ziel von Yoga ist es, eine harmonische Einheit von Körper, Geist und Seele zu erreichen. Verspannungen sollen durch spezielle Körperstellungen und bewusstes Atmen gelöst werden. Yogaschulen, Gesundheitszentren und auch Volkshochschulen bieten Kurse an. Yoga ist auf jeden Fall eine gute Methode, um abzuschalten, wenn dies ansonsten schwerfällt.

* *

Warum Entspannung positiv ist

- Entspannungsreaktionen reduzieren beim chronischen Schmerz die Schmerz verstärkende Verspannung, lenken vom Schmerz ab und vermitteln das Gefühl, den Schmerz selbstständig im Griff zu haben.
- Das Selbstwertgefühl wird gefördert und man lernt, dass man dem Schmerz nicht hilflos ausgeliefert ist.
- Entspannungstechniken fordern Körper und Geist, sie lenken vom Schmerz ab.
- Im Entspannungszustand erlebt man ein Gefühl der angenehmen Ruhe und des Wohlbefindens. Das reduziert das Schmerzempfinden.
- Schmerz kann langfristig andere psychosomatische Beschwerden verursachen. Regelmäßige Entspannungsübungen sind ein Mittel, diesen Auswirkungen von Schmerzen entgegenzuwirken.
- Die Psyche wird so geschult, dass Stressbelastungen, die Schmerzen auslösen können, eher wahrgenommen und ausgeglichen werden können.
- Der Körper lernt, auf Anspannung sofort mit Entspannung zu reagieren. Man wird gelassener und kann mit Belastungen souveräner umgehen.

* *

Hypnose

Die Hypnose ist eine vertiefte Entspannungsmethode, die von entsprechend ausgebildeten Ärzten angeboten wird. Für einige Anwendungsgebiete ist ihre Wirksamkeit belegt. Bei Kopfschmerzen kann sie helfen, den Schmerz besser zu verarbeiten, das heißt ihn weniger an sich heranzulassen.

Schmerz besser verarbeiten

Progressive Muskelentspannung

Entspannungsmethoden haben einen hohen Stellenwert in der Schmerztherapie und sind eine Basistherapie, wenn es um verhaltenstherapeutische Maßnahmen geht. Die progressive Muskelentspannung nach Jacobson ist eine der bekanntesten Methoden. Das Verfahren wurde von dem amerikanischen Arzt Edmund Jacobson in den 1920er-Jahren entwickelt. Er beobachtete, dass

Muskelübung entspannt den Kopf

115

**Bewusstes
Anspannen
und Entspannen
wirkt Stress
entgegen**

**Besseres
Körpergefühl**

sich Muskelverspannungen und psychische Belastungen sowie Ängste oder Unruhe gegenseitig verstärken können. Wenn seine Patienten gestresst waren, spannten sie unbewusst ihre Muskeln an, was wiederum zu Kopfschmerzen führte. Ausgehend von dieser Erkenntnis entwickelte er sein Verfahren zur Lockerung der gesamten Muskulatur. Jacobson versuchte, den beobachteten Mechanismus umzukehren und Stress durch bewusstes Anspannen und Entspannen von Muskeln abzubauen. Damit soll schmerzhaften Verspannungen oder Kopfschmerzen vorgebeugt werden. Das Grundprinzip der progressiven Muskelentspannung sieht so aus: Einzelne Muskeln und Muskelgruppen werden sieben bis zehn Sekunden angespannt und dann langsam und bewusst zwanzig bis dreißig Sekunden lang wieder entspannt. Dabei ist es wichtig, gleichmäßig, langsam und ruhig zu atmen. Die volle Konzentration sollte immer auf die Muskeln gerichtet sein, die gerade üben. »Progressiv« steht für fortschreitend und bezieht sich auf die Ausführung: Der Übende beginnt mit den Muskeln der Hand und nimmt nach und nach alle Muskelpartien des Körpers dran – einschließlich der Gesichtsmuskeln. So lernt man Schritt für Schritt alle wichtigen Muskelgruppen kennen und wahrzunehmen. Das Erlernen und die regelmäßige Anwendung dieser Entspannungstechnik wirken sich bei Menschen, die unter Migräneanfällen leiden, deutlich positiv aus. Am besten ist es, die progressive Muskelentspannung in einem Kurs zu erlernen – eventuell gibt die Krankenkasse einen Zuschuss, wenn vorher angefragt wird – und die erlernten Übungen dann zu Hause regelmäßig zu machen. Durch das Üben entwickelt man ein Gespür für seine Muskeln und kann besser zwischen Anspannungs- und Entspan-

Progressive Muskelentspannung – Übungen

Die Technik ist leicht erlernbar. Nach einem einführenden Kurs können die Übungen zu Hause durchgeführt werden. Für das komplette Programm sollte man sich anfangs eine halbe Stunde Zeit nehmen. Später reichen fünfzehn Minuten, wobei zwei Übungseinheiten am Tag empfehlenswert sind. Wer die Methode beherrscht, kann sich jederzeit Entspannung verschaffen.

Zu Beginn legt man sich am besten hin, schließt die Augen und atmet ruhig und gleichmäßig ein und aus. Die rechte Hand wird zur Faust geballt und die Muskeln des rechten Armes so stark wie möglich angespannt. Die Spannung muss einige Sekunden gehalten werden, wobei die ganze Konzentration dem rechten Arm gelten sollte. Alle anderen Körperteile bleiben so locker wie möglich. Nach einigen Sekunden Anspannung dürfen sich die Muskeln des rechten Armes langsam wieder entspannen. Die Übung wird wiederholt und dann zweimal mit dem linken Arm ausgeführt. Als Nächste sind die Schultern an der Reihe. Sie werden fest nach hinten auf die Unterlage gedrückt, nach einigen Sekunden Anspannung nach vorne gezogen und dann entspannt. Danach werden die Zehen beider Füße nach oben gezogen, angespannt und losgelassen. Anschließend werden die Zehen nach innen gebogen, nach unten und zum Körper hin – immer mit Anspannen für einige Sekunden und Entspannen. Die Spannung ist auch in den Unterschenkeln zu spüren. Zum Anspannen und Entspannen von Oberschenkeln und Bauch werden beide Beine gleichzeitig von der Unterlage gehoben. Für Rücken und Gesäß wird dieses von der Unterlage gehoben. Zum Schluss ist der Kopf an der Reihe. Er wird nach vorne zur Brust gezogen, sodass sich die Halsmuskulatur mit anspannt. Anschließend werden Kopf und Nacken einige Sekunden auf die Unterlage gepresst und wieder entspannt. Die Stirn wird gerunzelt, die Augenbrauen werden hochgezogen und die Partie wieder losgelassen. Der Unterkiefer muss sich nach vorne bewegen und darf dann wieder locker werden. Eine genaue Anleitung erfährt man in Kursen oder aus Büchern.

nungszuständen im Körper unterscheiden. Es stellt sich tendenziell ein allgemeines Entspannungsgefühl ein, das hilft, in stressigen Situationen besser mit Verspannungen umzugehen und diesen bewusst entgegenzuwirken. So kann man eine drohende Migräneattacke oft noch abwenden oder zumindest abmildern. Sehr wirksam ist die Methode auch bei Kindern und Jugendlichen.

Psychotherapie

Ihr Denken beeinflusst Ihre Migräne ...

Eine kognitiv verhaltensorientierte Therapie in Kombination mit Entspannungsverfahren wie der progressiven Muskelentspannung nach Jacobson ist der mögliche Ansatz, der aus dem Bereich psychotherapeutischer Verfahren zur Behandlung von Migräne in Frage kommt. Die kognitiv verhaltensorientierte Therapie ist ein in der Psychotherapie auch zur Behandlung anderer Störungen gängiges Verfahren. Man geht dabei davon aus, dass

... das können Sie nützen!

menschliches Verhalten erlernt und wieder verlernt werden kann. Grundlage der kognitiven Verhaltenstherapie ist die These, dass sich jeder Mensch im Laufe seines Lebens durch Nachahmung – besonders aus der Herkunftsfamilie – bestimmte, für ihn typische Verhaltens- und Reaktionsmuster beziehungsweise Lebenseinstellungen aneignet. In schweren Belastungssituationen können manche dieser Verhaltensmuster unpassend sein und zu Beschwerden wie Depressionen und übertriebenen Ängsten führen. Die **kognitive Verhaltenstherapie** geht davon aus, dass Gefühle und Verhaltensweisen direkte Ausdrucksweisen von Gedanken sind. Oder anders ausgedrückt: Die Art und Weise, wie wir denken, be-

Werfen Sie Ballast über Bord!

stimmt, wie wir uns fühlen und verhalten und wie wir körperlich reagieren. So nimmt der eine eine Situation noch gelassen, die einem anderen schon »schwere Kopfschmerzen« bereitet. Wer vorwiegend das Negative sieht und pessimistisch denkt, fühlt sich häufiger schlecht. Der Körper ist angespannt, Ängste kommen auf. Auch Einstellungen wie »ich muss perfekt sein, besser als andere«, Perfektionsstreben oder Pflichtgefühl führen zur Anspannung. Durch die Therapie sollen die Betroffenen lernen, sich diese selbstschädigenden Gedanken bewusst zu machen und mit belastenden Situationen anders umzugehen. Im Gegensatz zur Psychoanalyse setzt die kognitive Verhaltenstherapie bei der Gegenwart an. Unter Anleitung eines Therapeuten sollen negative Gedankenmuster verlernt und Problemlösungen erarbeitet werden, die als Ziele Entspannung und den Aufbau eines positiven Selbstbildes haben. Praktisch gibt es dazu folgende Ansätze: Entspannungsverfahren wie die progressive Muskelentspannung nach Jacobson, Atemtechniken, Vorstellungsübungen, Selbstsicherheitstraining oder Verhaltensübungen wie Rollenspiele. Stress- und Belastungsempfindungen sollen erkannt und bearbeitet werden. Der Migränepatient lernt, belastende und negative Einstellungen oder Verhaltensweisen zu verändern und dadurch einer Migräneattacke vorzubeugen.

> **Viele Probleme lassen sich lösen**

Oft verbergen Migränepatienten belastende Gedanken vor ihrer Umwelt. Das speziell für Migränepatienten entwickelte Verhaltenstraining der **Konkordanztherapie** hilft, Körpersignale besser wahrzunehmen. Die Patienten lernen, offen mit ihren Gefühlen umzugehen und ihre Sorgen zu äußern.

> **Offener Umgang mit Gefühlen**

Biofeedback

Biofeedback bedeutet so viel wie Rückmeldung von körpereigenen Signalen, die im Allgemeinen nicht wahrgenommen werden und somit als »autonom« gelten. Da uns diese körperlichen Vorgänge eben nicht bewusst sind, ist es normalerweise auch nicht möglich, Einfluss auf sie zu nehmen. Mit dem Biofeedbackverfahren sollen solche Vorgänge dem Bewusstsein zugänglich gemacht werden und damit willentlich steuerbar werden. Das Verfahrens ist recht aufwendig. Mit Hilfe von speziellen Geräten wird beispielsweise

> **Körpersignale hören und sehen**

Sichtbarer Zusammenhang zwischen Körper und Psyche

die Muskelspannung von Kopf-, Nacken- oder Rückenmuskulatur, der Pulsschlag oder der Blutdruck erfasst und als Information sichtbar und/oder hörbar an den Betroffenen zurückgemeldet. Nach dem Messen und Beobachten, wie der Körper auf bestimmte Situationen, beispielsweise Schreck oder unangenehme Vorstellungen, reagiert, wird das bewusste Entspannen trainiert. Körpersignale werden als Messwerte an einen Computer gesendet und auf einem Bildschirm als Kurven dargestellt. So kann der Untersuchte seine eigenen Reaktionen beobachten. Er lernt, wie er den Grad seiner inneren Erregung beeinflussen, ihn senken und sich entspannen kann. Er kann beobachten, wie sich Kopfschmerzen durch Entspannen der Muskulatur bessern. Er lernt weiter, dass es einen Zusammenhang zwischen körperlichen und psychischen Vorgängen gibt, und dass bewusstes Entspannen möglich ist. Mit der Zeit kann man auch ohne ständige Rückmeldung von Messwerten positive Ergebnisse erzielen. Man kennt seinen Körper und seine Reaktionen besser.

Elektrostimulation

Positive Erfahrungen

Die Stimulation des Nackens oder anderer Körperteile mit elektrischem Strom wird bei Kopfschmerzen schon seit über hundert Jahren eingesetzt. Strombehandlungen bieten Ärzte in Form von großflächigen oder punktuellen elektrischen Nervenstimulationen über die Haut an. Die Ergebnisse sind in einigen Fällen positiv, ansonsten neutral. Jedoch gilt auch hier, dass es am Placeboeffekt liegen könnte.

Zahnsanierung

Im Rahmen einer Zahnsanierung werden kranke Zähne behandelt und Metalle im Mund beseitigt. Kranke Zähne sind in jedem Fall nicht gesundheitsfördernd, und wenn Sie schon einmal Zahnschmerzen hatten, werden Sie wissen, dass Störungen im Kausystem Kopf- und Gesichtsschmerzen verursachen können. Inwieweit sie jedoch zur Entstehung einer Migräneattacke beitragen, ist offen. Ob Metalle eine Rolle spielen, hat mit individuellen Unverträglichkeiten zu tun. Eine Zahnsanierung ist sinnvoll, beseitigt jedoch nicht zwangsläufig Kopfschmerzen, sondern ist vielmehr eine allgemeine Maßnahme, um den Gesundheitszustand des Körpers zu verbessern.

Eindeutig *keine* Probleme machen gesunde Zähne

Magnetfeldtherapie

Gegen Kopfschmerzen werden Magnetfelder verschiedener Stärken eingesetzt. Studien, die eine Wirksamkeit belegen, gibt es bisher nicht.

Unklare Wirkung

Neuraltherapie

Die Neuraltherapie versucht, Störfelder durch Injektionen von Lokalanästhetika in unterschiedliche Körperstellen zu beheben. Der positive Effekt in der Therapie von Kopfschmerzen ist ungeklärt.

Psychophonie

Bei der Psychophonie wird im schmerzfreien Zustand ein individuelles Elektroenzephalogramm (EEG) des Patienten angefertigt. Ein EEG bildet Spannungsschwankungen der Kopfoberfläche ab und misst die elektrische Aktivität des Gehirns. Das individuelle EEG wird anschließend in Töne übersetzt. Der Patient erhält eine Tonbandkassette mit dieser Tonfolge, um damit zu entspannen. Ob es hilft, möge jeder selbst entscheiden.

Chiropraktik und Osteopathie

Begeben Sie sich nur in beste Hände!

Chiropraktik und Osteopathie geht es vor allem darum, Knochen und Gelenke durch spezielle Grifftechniken beziehungsweise passive Bewegungen wieder in die richtigen Positionen zu bringen, um so gesundheitliche Störungen zu beseitigen. Chiropraktiker konzentrieren sich dabei vor allem auf die Wirbelsäule. Da die Behandlung bei unsachgemäßer Ausführung auch schaden kann, sollte, wer wegen orthopädischer Probleme Hilfe sucht, sich genau erkundigen, in wessen Finger er gerät.

Kritiker behaupten, dass eine Massagebehandlung ebenso viel bewirken könne. Eine ernsthafte Beeinflussung des Migräneverlaufs sollte nicht beziehungsweise nur in wenigen Fällen erwartet werden.

Individuelle Strategie für ein individuelles Problem

Wer nach dem Lesen dieses Kapitels zu dem Schluss kommt, dass die nichtmedikamentöse Migränebehandlung insgesamt unbefriedigend ist, hat so unrecht nicht. Es gibt kein Patentrezept, es wird (noch) probiert. Sind schon die Ursachen dessen, was im Kopf an Fehlregulationen abläuft, nicht richtig klar, so ist es das Für und Wider einzelner Behandlungsmethoden erst recht nicht. Man kann den Therapieeffekt vieler Verfahren nicht genau beschreiben, weil angemessene wissenschaftliche Studien fehlen – das gilt vor allem für unkonventionelle Therapien. Der Forschungsbedarf ist gerade bei Migräne, bei der so viele Faktoren eine Rolle spielen, und die individuell so unterschiedlich verläuft, enorm. Andererseits

* *

Die besten Tipps für Migränepatienten

- Versuchen Sie eine möglichst ausgeglichene Lebensweise mit einem gleichmäßigen Tagesablauf.
- Behalten Sie einen eingespielten Schlaf-Wach-Rhythmus bei. Das gilt vor allem für das Wochenende und den Urlaub.
- Achten Sie auf eine regelmäßige und gesunde Ernährung unter Meidung individuell unverträglicher Nahrungsmittel.
- Erkennen und meiden Sie Ihre persönlichen Migräneauslöser durch Selbstbeobachtung und das Führen eines Kopfschmerztagebuches über einige Monate.
- Erlernen Sie eine Entspannungstechnik, zum Beispiel die progressive Muskelentspannung nach Jacobson.
- Gönnen Sie sich beim akuten Migräneanfall möglichst Ruhe. Man muss nicht jeden Tag »funktionieren«.
- Setzen Sie Medikamente bewusst ein – Motto: so wenig wie möglich, aber so viel wie notwendig.
- Gehen Sie zum Arzt, wenn Sie mit freiverkäuflichen Medikamenten nicht zurechtkommen. Erhöhen Sie keinesfalls ständig den Verbrauch von Schmerzmitteln.
- Arbeiten Sie mit Ihrem Arzt oder Ihrer Ärztin zusammen, indem Sie die Therapie befolgen. Wählen Sie einen Arzt oder eine Ärztin, der oder die Ihnen bei der Schilderung Ihrer Beschwerden zuhört. Es gibt gegen Migräne kein Patentrezept.
- Haben Sie bei der Behandlung Geduld. Es kann Monate dauern, bis Sie die Triggerfaktoren herausgefunden haben, auf die Sie persönlich achten müssen, und die Therapie, die greift. Auch kann die Migräne ihr »Gesicht« mit den Jahren immer wieder ändern.

* *

gäbe es diese Vielfalt der Methoden nicht, wenn die einzelnen Methoden bei einigen Betroffenen nicht doch eine positive Wirkung zeigen würden und die gängigen Verfahren für alle Patienten ausreichend wirksam wären. Es bleibt daher nichts anderes übrig, als selbst zu entscheiden, ob man Zeit und Kosten investieren möchte, um eine Therapie auszuprobieren. Es kann passieren, dass man keinerlei Nutzen davon hat. Deshalb sollten mögliche ungünstige oder sogar schädliche Ne-

Überlegen Sie genau, bevor Sie etwas probieren

benwirkungen immer bedacht werden. Auch die Kosten sind ein Faktor, den man sich überlegen muss. Die Krankenversicherungen tun dies ebenfalls und entscheiden sich in einigen Fällen gegen eine Übernahme der Kosten, weil sie zu dem Schluss kommen, dass Aufwand und Nutzen nicht im richtigen Verhältnis zueinander stehen. Freilich können sie damit auch – wenn vielleicht nur in einzelnen Fällen – falschliegen. Wer entscheidet, nicht erstattungsfähige Methoden einmal auszuprobieren, sollte sich diesen Überlegungen nicht verschließen. Es gibt auch private Zusatzversicherungen für Naturheilverfahren.

Wichtige Fragen vor der Entscheidung

Am besten ist es, sich vorher folgende Fragen zu stellen und sich möglichst zu beantworten:

- Besteht eine ausreichende Wahrscheinlichkeit auf Erfolg?
- Wie viel Zeit bin ich bereit zu investieren?
- Welche Kosten sind für mich akzeptabel?
- Wann beende ich das Experiment, weil ich zum Schluss komme, dass weitere Sitzungen nutzloser Aufwand sind?
- Gibt es dann noch eine andere Methode, die ich ausprobieren möchte?
- Ist es sinnvoll, eine Methode nach der anderen zu testen oder stresse ich mich dadurch zusätzlich?

So hart es klingt: Möglicherweise werden Sie zu dem Schluss kommen, dass Sie mit Ihrer Erkrankung leben müssen. Eine regelmäßige Lebensweise mindert die Attacken, aber verhindert sie nicht. Vielleicht ist in Ihrem Fall alles weitere Herumtherapieren vergeblicher Aufwand, der nur zusätzlich Zeit und Kosten in Anspruch nimmt. Die nichtmedikamentösen Verfahren sind kein Ersatz für die Vermeidung bekannter Triggerfaktoren und sollten immer nur ergänzend zum Meiden der Triggerfaktoren angewendet werden. Vielleicht und hoffentlich lassen sich dann Medikamente einsparen.

Hilfreiche Ergänzung

Behandlung mit Medikamenten

Niemand nimmt gern Medikamente – besonders dann nicht, wenn man davon ausgehen muss, dass es nicht nur vorübergehend der Fall ist. Migräne kann aber so quälend sein, dass man letztendlich dankbar für die Erleichterung ist, welche die Medikamente bewirken. Das Besondere bei Migräne ist der Konflikt, ob man es ohne Medikamente versucht, dann aber im Bedarfsfall richtig »zuschlagen« muss, oder ob man schon vorbeugend ein Medikament schluckt, das den nächsten Anfall möglichst verhindert. Wenn es grundsätzlich nicht ohne Medikamente geht, ist diese Fragestellung durchaus eine Überlegung und Entscheidung wert. Was besser ist, welches Mittel am besten geeignet, sollte mit einem Arzt durchgesprochen werden. Bei vorschnellem Griff zum Rezeptblock sollte man nachhaken, welche Möglichkeiten es gibt, und bei unbefriedigender Antwort auch einen Arztwechsel überlegen (siehe dazu auch Seite 105). Freiverkäufliche Schmerzmittel mit Wirkstoffen wie Acetylsalicylsäure oder Paracetamol sollten nur gelegentlich genommen werden. Bevor die Dosis ständig erhöht wird und die Einnahmetage pro Monat immer mehr werden, ist es jedenfalls besser, professionelle Hilfe bei einem Arzt zu suchen.

Bei der Migränebehandlung mit Medikamenten gibt es zwei Bereiche, die grundsätzlich unterschieden werden müssen: die Linderung des akuten Anfalls und die Vorbeugung (Prophylaxe).

Vorbeugend schlucken oder warten?

Hilfe vom Arzt

127

Vorbeugung mit Heilpflanzen

Zur Vorbeugung werden immer wieder die Heilpflanzen **Mutterkraut** *(Tanacetum parthenium)* und **Pestwurz** *(Petasites spissum)* empfohlen. Manche Migränekranke haben mit dem einen oder anderen Mittel gute Erfahrungen gemacht. Jedoch sind diese Mittel ebenso wie die verschreibungspflichtigen Medikamente durchaus zwiespältig zu sehen. Auf der einen Seite stehen die positiven Erfahrungen mit den Tabletten oder Tropfen, die als vorbeugende Mittel wirklich helfen können, auf der anderen Seite die möglichen Nebenwirkungen. Dazu gehören beim Mutterkraut Reizungen der Mundschleimhaut, Magenschmerzen und möglicherweise geschwollene Lippen. Während Schwangerschaft und Stillzeit sollte Mutterkraut nicht angewendet werden. Ähnliches gilt für die Pestwurz, die wegen ihrer giftigen Pyrrolizidinalkaloide nicht als Teeaufguss verwendet werden darf. In den Präparaten sind die Alkaloide nicht mehr enthalten. Beim Mutterkraut kann man dagegen auch die frischen Blätter der Pflanze verwenden. Manche Patienten schwören auf die Wirkung eines Extrakts der Pestwurz. In jüngsten Studien schnitt die Pestwurz besser ab als das Mutterkraut. Da die möglichen Nebenwirkungen der beiden Pflanzen jedoch nicht unerheblich sind, stellt sich bei der Migränebehandlung ernsthaft die Frage, ob die pflanzlichen Mittel den künstlichen wirklich vorzuziehen sind. Eine gesunde Lebensweise, einschließlich einer Ernährung, welche die Migräneneigung berücksichtigt, ist der Heilpflanzenbehandlung, aber auch einer Behandlung mit künstlichen Medikamenten, sicherlich vorzuziehen.

Vorbeugung mit Medikamenten

Weniger häufig und nicht so schlimm

Tabletten, die zur Anwendung im Akutfall verordnet werden, dürfen nicht zur Vorbeugung und auch nicht jeden Tag genommen werden. Das schadet der Gesundheit und fördert zusätzlich die Entstehung von Kopfschmerzen. Vorbeugung mit Medikamenten wird denjenigen Patienten empfohlen, deren Migräne ihren Arbeitsalltag und ihr persönliches Leben stark beeinträchtigt, beispielsweise bei mehreren Attacken im Monat. Eine Zeit lang muss täglich ein Medikament eingenommen werden, das die Serie der Anfälle unterbrechen soll – über die Dauer der Einnahme entscheidet der Arzt. Es kann bewirken, dass die Anfälle seltener und schwächer auftreten, ersetzt jedoch nicht die Akutbehandlung. Die medikamentöse Migränevorbeugung sollte stets von einem Arzt oder einer Ärztin betreut werden, bei dem oder der Sie sich gut aufgehoben fühlen. Zur Vorbeugung kommen derzeit diese Wirkstoffe in Frage:

- **Amitriptylin** – ein Wirkstoff zur Behandlung von Depressionen.
- **Cyproheptadin** – Serotonin-Antagonist und Antihistaminikum.
- **Pizotifen** – Serotonin-Antagonist und Antihistaminikum.
- **Valproinsäure** – Wirkstoff zur Behandlung epileptischer Anfälle, nicht geeignet während einer Schwangerschaft und bei Leberschäden, schwere Nebenwirkungen möglich.
- **Betablocker** – Wirkstoffe zur Behandlung von Bluthochdruck und Herzkrankheiten.
- **Kalzium-Antagonisten** – Wirkstoffe zur Behandlung von Herz-Kreislauf-Erkrankungen, Mittel der zweiten Wahl, wenn die oben genannten nicht in Frage kommen.
- **NSAR** – nichtsteroidale Antirheumatika, Mittel der zweiten Wahl, wenn die oben genannten nicht in Frage kommen, ab und an bei menstrueller Migräne verwendet.

Wirkstoffe zur Vorbeugung

Die genannten vorbeugenden Wirkstoffe sind verschreibungspflichtig. Wie schon aus der Übersicht zu ersehen, wurden die Präparate ursprünglich zu anderen Zwecken entwickelt, und es wurde erst mit der Zeit entdeckt, dass sie sich auch zur Migränevorbeugung eignen. Die Gründe für ihre vorbeugende Wirkung sind bisher auch Wissenschaftlern nur teilweise klar.

Verschreibungspflicht

**Mitunter
weniger
belastend als
Akutbehandlung**

Gerade bei häufigen Attacken stellt sich die Frage, ob eine vorbeugende Behandlung nicht weniger belastend ist als die Akutbehandlung. Zunächst wird man sich gegen den Gedanken wehren, auch an schmerzfreien Tagen ein Medikament zu schlucken. Doch kann die Behandlung auf diese Weise insgesamt viel weniger belastend sein. Dem Arzt stehen dabei derzeit die oben genannten Mittel zur Verfügung. Bonbons sind sie mit ihren möglichen ersthaften Nebenwirkungen von Müdigkeit über Schwindel bis zu Herzrhythmusstörungen oder Leberschäden alle nicht. Bevor ein Mittel ausgewählt wird, sollte daher genau erörtert werden, wo andere gesundheitliche Probleme – Allergieneigung, niedriger oder hoher Blutdruck, Depressionen – bestehen, um den bestmöglichen Wirkstoff zu wählen, der beispielsweise zusätzlich bei diesen gegebenenfalls vorhandenen Problemen hilft oder sie zumindest nicht verstärkt. Zählen Sie alles auf, auch Organstörungen, damit Sie sich bestmöglich mit Ihrem Arzt oder Ihrer Ärztin verständigen können. Wenn Sie weitere Medikamente einnehmen, sollte Sie mit Ihrem Arzt über mögliche Wechselwirkungen sprechen. Wichtig ist bei der Einnahme zu wissen, dass die Mittel drei bis vier Wochen – mitunter auch mehr – Zeit brauchen, um die Migräneanfälle zu stoppen. Die Behandlung sollte also nicht – aufgrund der möglicherweise sofort einsetzenden Nebenwirkungen der Medikamente oder ihrer verzögerten gewünschten Wirkung – vorschnell abgebrochen werden. Tritt jedoch auch nach mehreren Wochen keine Besserung ein, muss der Arzt darauf hingewiesen werden. Entweder stimmt die Dosierung nicht oder das Mittel ist für den betreffenden Patienten ungeeignet.

**Ihr Arzt muss
wirklich alles
wissen!**

Bei der Dosierung sollte auch das Gewicht des Patienten beziehungsweise der Patientin berücksichtigt werden. Gerade Frauen, die deutlich unter siebzig Kilo wiegen, leiden oft unter Nebenwirkungen von Medikamenten, da Dosierungen meist an Männern getestet wurden, die in aller Regel mehr als fünfzig Kilo wiegen. Vielleicht tut es bei starken Nebenwirkungen die Dosierung, die für Jugendliche empfohlen wird. Auch kann man den Arzt nach einer gewissen Zeit der Einnahme auf einen Versuch der Reduzierung hin ansprechen, wenn am Umfeld gearbeitet wurde – wenn man beispielsweise eine Entspannungstechnik gelernt hat oder eine Nahrungsmittelallergie entdeckt wurde und man die entsprechenden Lebensmittel meidet. Geben Sie Ihrem Arzt oder Ihrer Ärztin Rückmeldung über die Wirkung des Medikamentes und gehen Sie auch bei Nebenwirkungen zum Arzt.

Halten Sie Rücksprache

Medikamente im Akutfall

Bei akuten Anfällen unterscheiden Mediziner unterschiedliche Schweregrade.

Zur Behandlung einer **leichten bis mittelschweren Migräne** werden gern die üblichen Schmerzmittel mit Wirkstoffen wie Acetylsalicylsäure und Paracetamol (siehe auch Seite 108) oder sogenannte Antirheumatika eingesetzt, die ebenfalls zur Schmerzbehandlung entwickelt wurden und verschreibungspflichtig sind. Der Arzt kann zusätzlich ein Mittel gegen Übelkeit und Erbrechen verschreiben, damit die Schmerzmittel ihre Wirkung besser entfalten können. Mit der Einnahme abzuwarten, kann der falsche Weg sein. Zu Beginn eines Migräneanfalls eingenommen, können die Schmerzmittel ihre Wirkung besser entfalten und Qualen verhindern (siehe auch Sei-

Acetylsalicylsäure, Paracetamol, Antirheumatika

Tabletten, Brausetabletten, Zäpfchen & Co.

Da Migräne oft mit Übelkeit und einer eingeschränkten Verdauungstätigkeit verbunden ist, sollte man bei der medikamentösen Behandlung – spätestens wenn Tabletten, die unzerkaut geschluckt werden, nicht richtig wirken – alternative Darreichungsformen einbeziehen. Dies sind Kau- und Brausetabletten, Granulat, Sirup oder Zäpfchen sowie vom Arzt verabreichte Injektionen.

te 103). Da andererseits aber auch zum sparsamen Schmerzmittelgebrauch geraten wird, entsteht eine Zwickmühle. Unser Rat: Wer die Erfahrung gemacht hat, ohnehin nicht ohne Schmerzmittel auszukommen, sollte diese frühzeitig, also zu Beginn der Attacke, nehmen. Jeder Patient muss für sich selbst herausfinden, wann genau der beste Moment für die Einnahme ist. Bei Neigung zu Erbrechen wird zuerst das Antibrechmittel genommen, etwa fünfzehn Minuten später das Schmerzmittel. Wer Schmerzmittel dagegen nicht jedes Mal benötigt, sollte nur nach diesem Schema verfahren, wenn die Migräneattacke auf einen Tag fällt, an dem es sehr ungünstig ist, auszufallen. Wenn man es sich leisten kann, ist Ruhe die erste Maßnahme. Dann werden Schmerzmittel und zuvor eventuell das Mittel gegen Übelkeit nur »nachgeschoben«, wenn die Schmerzen nicht mehr zum Aushalten sind. Viele Betroffene berichten, dass es der Körper damit dankt, dass sie schneller wieder gänzlich frei von Kopfschmerzen sind, als wenn die Migräne medikamentös vertrieben oder unterdrückt wurde. Auch besteht subjektiv der Eindruck, dass es bis zum nächsten Migräneanfall länger dauert. Studien gibt es dazu allerdings bisher nicht. Nachdem am Umfeld gearbeitet wurde (siehe Seite 43), kann auch nach längerem Einsatz von Schmerzmitteln bei jeder Mig-

Wer nicht ohne auskommt ...

Ruhe ist die beste Maßnahme

räneattacke an einem ruhigen Tag mal probiert werden, wie und ob es ohne Medikamente geht. **Mittelschwere bis schwere Migräneanfälle** dagegen können nur mit verschreibungspflichtigen Medikamenten effektiv behandelt werden. Von schwereren Migräneattacken spricht man, wenn neurologische Ausfallerscheinungen, die Aurasymptome, ausgeprägt auftreten. Auch kann man von einer schwereren Verlaufsform ausgehen, so sich die Migränebehandlung für leichte bis mittelschwere Fälle als nicht wirksam erweist.

Zu den in Frage kommenden Medikamenten zählen in erster Linie spezifische Migränemittel wie Triptane und Ergotamine. **Ergotamine** – Mutterkornalkaloide – können erhebliche Nebenwirkungen verursachen. Ärzte tendieren daher inzwischen eher zu den moderneren Triptanen. Für die Ergotamine spricht, dass sie länger wirken und neurogene Entzündungen stärker blockieren sollen. Sie verstärken jedoch die Übelkeit und können deshalb nur mit einem Antibrechmittel, einem Antiemetikum, genommen werden. In Verruf geraten sind sie aber wegen ihrer erheblichen Nebenwirkungen wie Muskelkrämpfe und Durchblutungsstörungen. Außerdem besteht die Gefahr, dass beim Absetzen ein sogenannter Entzugskopfschmerz entsteht – diese Gefahr besteht allerdings auch bei Triptanen. Bei Gefäßerkrankungen, während Schwangerschaft und Stillzeit dürfen sie überhaupt nicht eingesetzt werden. Die Behandlung mit **Triptanen** gilt seit den 90er-Jahren als die bessere. Triptane wirken nicht wie Ergotamine im ganzen Körper, sondern blockieren gezielt bestimmte Serotoninbindungsstellen im Gehirn, an denen auch die Prozesse der Migräne ablaufen. Die verschreibungspflichtigen Triptane sind bei Migräne sehr

Migränespezifische Medikamente nur vom Arzt

Ergotamine haben erhebliche Nachteile

Triptane wirken gezielter

Triptane für individuelle Bedürfnisse

wirkungsvoll und unterdrücken den Kopfschmerz. Jedoch dürfen auch sie ihrer Gegenanzeigen und Nebenwirkungen wegen nur nach gründlicher ärztlicher Untersuchung und Beratung eingesetzt werden. Im Rahmen einer guten ärztlichen Beratung und Untersuchung sollten beispielsweise andere möglicherweise bestehende Erkrankungen genau erfragt werden. Inzwischen gibt es sieben verschiedene Triptanvarianten in unterschiedlichen Verabreichungsformen, die der Arzt bestimmt – Sumatriptan, Naratriptan, Rizatriptan, Almotriptan, Zolmitriptan, Eletriptan, Frovatriptan –, sodass Ärzte das individuell den Bedürfnissen am besten angepasste Mittel auswählen können. In ihrer chemischen Struktur sind Triptane dem Serotonin verwandt. Sie haben eine gefäßverengende Wirkung und blockieren die neurogenen Entzündungen im Gehirn, sodass kein Schmerz entsteht.

Positive Wirkungen ...

Triptane haben auch günstige Auswirkungen auf die Begleiterscheinungen der Migräne. Übelkeit und Erbrechen lassen nach, es muss meist kein Antiemetikum genommen werden – dieses braucht es nur dann, wenn das Triptan erst eingenommen wird, wenn der Brechreiz schon eingesetzt hat. Die Licht- und Lärmempfindlichkeit wird auch gemindert.

... und negative Wirkungen

Negativ ist allerdings, dass Triptane bei zu hohem Gebrauch die Frequenz der Migräneattacken steigern können. Bestimmte tägliche und monatliche Höchstmengen dürfen daher nicht überschritten werden. Wie bei den freiverkäuflichen Schmerzmitteln sollten Triptane höchstens an zehn Tagen im Monat eingenommen werden. Auch während Schwangerschaft und Stillzeit sowie bei Gefäßerkrankungen dürfen Triptane nicht eingesetzt werden. Aus Sicherheitsgründen sollte bei einer Migräne mit Aura mit der Einnahme eines Triptans

Teufelskreis Schmerzmittel

Wenn häufig Schmerzmittel genommen werden – vielleicht auch, weil es noch andere Schmerzen als die Migräneschmerzen gibt –, ist es möglich, dass man irgendwann nicht mehr zwischen einem beginnenden Migräneanfall und Kopfschmerzen durch das Weglassen der Mittel unterscheiden kann. Der Körper hat sich an die Medikamente gewöhnt und reagiert mit Kopfschmerzen, wenn darauf verzichtet wird. Dies sind gewissermaßen Entzugserscheinungen. Der Kopfschmerz hat sich verselbstständigt und ist zum Dauerkopfschmerz geworden. Bevor eine effektive Behandlung überhaupt begonnen werden kann, ist eine Entzugsbehandlung – wie bei der Therapie einer Sucht – in der Klinik notwendig, um die Abhängigkeit von Schmerzmitteln zu beseitigen.

gewartet werden, bis die Aurasymptome abgeklungen sind und die Kopfschmerzphase einsetzt. So kann man sich sicher sein, dass es sich bei den Symptomen tatsächlich um Migräne handelt und nicht um Symptome eines Schlaganfalls (siehe auch Seiten 32 und 35). Schildern Sie Ihrem Arzt oder Ihrer Ärztin Ihre persönliche Lebenssituation und all Ihre gesundheitlichen Probleme, damit er oder sie Ihre Fragen zur Behandlung und zu Nebenwirkungen bestmöglich und individuell beantworten kann.

Ob und wie auch immer Medikamente eingesetzt werden – die begleitende Behandlung sollte nicht unterbleiben. Wer mit der Zeit seine Triggerfaktoren (siehe Seite 43) bestmöglich in den Griff bekommt, kommt eventuell wieder weg von der medikamentösen Behandlung oder kann diese zumindest im Rahmen halten. Eine ständige Steigerung der Dosis ist immer negativ zu sehen. Auch Ärzte raten dann und auch in allen anderen Fällen dringend, in die medikamentöse Therapie andere Verfahren einzubeziehen.

Medikamente sind immer nur die zweitbeste Lösung

Wenn Kinder betroffen sind

Genau wie Erwachsene können auch Kinder alle Arten von Kopfschmerzen haben. Kinder, die eine Migräne entwickeln, leiden im Vorfeld oft unter Reiseübelkeit, haben Schlafstörungen oder sind besonders ängstlich. Der erste Anfall findet mitunter schon im Alter zwischen vier und sieben Jahren statt. Vor der Pubertät liegt der Anteil der betroffenen Kinder bei zwei bis drei Prozent. Ab der Pubertät sind wesentlich mehr Mädchen als Jungen betroffen, was durch die menstruelle Form der Migräne bedingt ist.

Im Vorfeld oft Reiseübelkeit, Schlafstörungen, Ängstlichkeit

Migräneanfälle bei Kindern unterscheiden sich nicht grundsätzlich von denen im Erwachsenenalter. Sie sind jedoch noch kürzer – meist dauern sie nur zwischen einer und vier Stunden, selten einmal länger. Eine relativ große Rolle spielt dabei »Bauchweh«, das heißt Übelkeit und Erbrechen. Auf Nachfrage haben die Kinder jedoch meist auch Kopfschmerzen.

Häufig Bauchweh

In den wenigsten Fällen ist bereits eine Dauerbehandlung mit Medikamenten notwendig, es kann jedoch vorkommen. In erster Linie kommen derzeit Präparate mit den Wirkstoffen Paracetamol und Ibuprofen (ein als Antirheumatikum entwickelter Wirkstoff) in Frage. Dabei ist es wichtig, die Dosierung am Körpergewicht der Kinder zu orientieren. Eltern sollten ihre Medikamente gegen die eigene Migräne keinesfalls einfach ihren Kindern verabreichen, auch wenn die Symptome sehr eindeutig sind und schon die familiäre Disposition dafür spricht, dass es »nur« ein neuer Fall in der Familie ist. Acetylsalicylsäure, die bei Erwachsenen gern zur Behandlung von Migräne eingesetzt wird, darf Kindern unter vierzehn Jahren nicht gegeben werden, da sie das sogenannte

Paracetamol und Ibuprofen

Keine Erwachsenenmedikamente für Kinder!

Reye-Syndrom auslösen kann. Das Reye-Syndrom ist eine schwere fieberhafte Erkrankung im Kindesalter. Es kann nach Virusinfekten mit Gabe von Acetylsalicylsäure auftreten und hinterlässt Schädigungen von Leber und Gehirn. Der Rat, Kindern nicht einfach Erwachsenenmedikamente zu geben, ist also unbedingt zu beherzigen. Triptane und ergotaminhaltige Präparate sind ihrer Nebenwirkungen wegen für Kinder und Jugendliche ebenfalls nicht zugelassen. In Ausnahmefällen wird derzeit Sumatriptan als Nasenspray eingesetzt. Als Antibrechmittel kommt derzeit Domperidon in Frage. Umso wichtiger ist es bei Kindern zu vermeiden, dass die Migräne bereits so heftig wird, dass es ohne Medikamente nicht mehr geht. In diesen Fällen ist der Arzt gefordert, die Erkrankung »zu managen«. Im Einzelfall wird dann auch mal ein Medikament eingesetzt, das eigentlich für Kinder nicht zugelassen ist. Auch die vorbeugende Medikation wird in begründeten Ausnahmefällen bereits angewandt. Das kann dann der Fall sein, wenn ein Kind häufiger als dreimal im Monat unter sehr langen (mehr als 48 Stunden) und starken Migräneanfällen leidet, auf die Akutbehandlung nicht anspricht oder diese schlecht verträgt. Die vorbeugende Medikation wird dann ein halbes Jahr lang durchgeführt – da oft erst nach drei Monaten erkennbar ist, ob sie greift – und anschließend geprüft, ob sie fortgesetzt werden muss. Erste Anlaufstelle für kleine Patienten, die ohne Medikamente nicht auskommen, ist der Kinderarzt beziehungsweise die Kinderärztin. Eventuell erfolgt eine Überweisung zum Kinderneurologen oder zur Kinderneurologin, um die Probleme genau abzuklären und einen Tumor im Gehirn sicher auszuschließen.

Vorbeugung mit Medikamenten im Einzelfall

In jedem Fall stehen bei Kindern nichtmedikamentöse Behandlungsansätze im Vordergrund. Kinder finden im Allgemeinen einen schnellen Zugang zu den verschiedenen verhaltenstherapeutischen Maßnahmen, die auch für die Vorbeugung bei Erwachsenen empfohlen werden (siehe Seite 111). Um Triggerfaktoren herauszufinden, ist das Führen eines Kopfschmerztagebuches auch schon bei Kindern sinnvoll (siehe Seite 91). Je nach Alter müssen es die Eltern übernehmen, dazu anleiten oder können es Jugendlichen selbst überlassen. Im akuten Fall sind (Bett-)Ruhe und Reiz abschirmende Maßnahmen Mittel der ersten Wahl. Das Kind sollte mitentscheiden, was ihm gut tut, was nicht. Manche Kinder möchten nur schlafen und in Ruhe gelassen werden, andere sprechen auf Zuwendung an. Ein kühler, feuchter Waschlappen oder eine kalte Kompresse auf der Stirn können schmerzlindernd wirken. Die Schläfen können mit Pfefferminzöl eingerieben werden – aber nur wenn der Geruch dem Kind sympathisch ist –, und Vorsicht, dass nichts davon in die Augen gerät.

Kopfschmerztagebuch speziell für Kinder

Migränekinder sollten ihren Alltag nicht als stressig empfinden, der Alltag sollte Freiräume bieten und nicht andauernd Programm. Wie bei Erwachsenen sind eine regelmäßige Lebensweise, regelmäßige und gesunde Ernährung und Vermeidung starker Reize durch Lärm oder Licht, beispielsweise in der Disco, wichtig. Hilfreich können auch Entspannungsverfahren wie progressive Muskelentspannung, Yoga oder Fantasiereisen sein. Das Herausfinden und Meiden individueller Triggerfaktoren ist für Kinder ebenso wichtig, hilfreich und empfehlenswert wie für Erwachsene.

Freiräume für einen freien Kopf!

139

Kochen für den Kopf

Die folgenden Rezepte stehen beispielhaft für eine frische, vollwertige, einfache und doch abwechslungsreiche Küche, die im Alltag gut in die Praxis umgesetzt werden kann. Die Rezepte sind bewusst einfach gehalten, damit der zeitliche Aufwand für die Zubereitung nicht zu hoch ist.

Die angegebenen Backzeiten und Backtemperaturen beziehen sich auf einen Elektroherd mit Ober- und Unterhitze. Bitte achten Sie auf die Angaben des Herstellers zu Ihrem Herd und variieren Sie bei Gasherden gegebenenfalls die Backzeiten. Eine Einstellung auf Umluft verkürzt generell die Backzeit.

Wenn nicht anders angegeben, sind die Rezepte für vier Personen berechnet.

Abkürzungen:

TL	=	Teelöffel
EL	=	Esslöffel
g	=	Gramm
ml	=	Milliliter
l	=	Liter

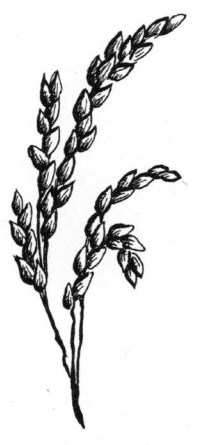

Frühstück

Porridge

Für eine Portion
180 ml Wasser
3 leicht gehäufte
* EL kernige*
* Haferflocken*
ein wenig Meersalz
1 TL Sahne
Honig nach
* Belieben*
gehackte Nüsse
* nach Belieben*
Obst nach Belieben
kalte Milch
* nach Belieben*

- Wasser abmessen, in einen Kochtopf geben, zum Kochen bringen.
- Haferflocken ins kochende Wasser schütten, Hitze reduzieren und Haferbrei 20 Minuten leicht kochen lassen. Während dieser Zeit immer wieder umrühren!
- Haferbrei mit ganz wenig Salz würzen, nochmals umrühren.
- Wenn die Haferflocken weich sind, Porridge in einen Suppenteller füllen, mit einem Löffel eine Mulde in die Mitte drücken und die Sahne hineingeben.
- Das Porridge nach Belieben mit Honig, Nüssen, Obst und Milch verfeinern.

Müsli nach Bircher Art

Für eine Portion
4 EL Haferflocken
* oder andere*
* Getreideflocken*
120 ml kaltes
* Wasser*
4 EL Apfelsaft
4 EL Joghurt
* (1,5 % Fett)*
* oder Vollmilch*
1 Apfel
gehackte Nüsse

- Flocken in dem kalten Wasser einweichen, Schale über Nacht in den Kühlschrank stellen.
- Am Morgen eingeweichte Flocken mit Apfelsaft und Joghurt oder Milch vermengen.
- Apfel reiben und unterrühren.
- Müsli mit gehackten Nüssen bestreuen.

Müsli Tropical

- Die Flocken mit den Samen, den Kokosraspeln, den Mandeln und dem Zimt vermengen.
- Dann mit Reisdrink übergießen.
- Das Obst in Stücke schneiden und ins Müsli mischen.
- Nach Belieben mit etwas Agavendicksaft süßen.

Für zwei
Portionen
4 EL Hirseflocken
  oder andere
  Getreideflocken
1 EL Sesamsamen,
  Leinsamen,
  Sonnenblumen-
  oder Kürbiskerne
  – auch gemischt
1 EL Kokosraspel
2 EL gehackte
  Mandeln
etwas Zimt
150 ml Reisdrink
100 g Obst
  (wie Kiwi, Feigen,
  Mango, Pflaumen
  oder Erdbeeren)
Agavendicksaft
  nach Belieben

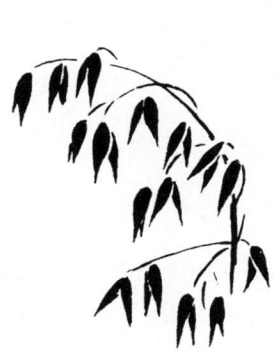

Grahambrot

Für ein Brot
1 Würfel frische
 Hefe oder
 1 Päckchen
 Trockenhefe
2 TL Vollrohrzucker
250 ml lauwarmes
 Wasser
500 g Weizen-
 schrot
3 TL Meersalz
2 EL Butter oder
 ungehärtete
 Margarine

- Hefe in eine Tasse geben, Würfel zerbröseln, mit Zucker mischen und mit etwas lauwarmem Wasser anrühren. Einige Minuten gehen lassen.
- Inzwischen Schrot, Salz, das restliche Wasser und einen Esslöffel Butter oder Margarine miteinander verkneten. Die Hefelösung zugeben und alles zu einem glatten Teig verarbeiten.
- Den Teig 40 bis 50 Minuten gehen lassen.
- Nochmals kurz durchkneten, dann einen Laib formen.
- Den zweiten Esslöffel Butter oder Margarine zerlassen und den Laib vorsichtig mit der zerlassenen Butter oder Margarine bestreichen.
- Wieder etwa 30 Minuten gehen lassen.
- Danach im auf 220 °C vorgeheizten Backofen etwa 40 Minuten backen.

Grahambrot schmeckt am besten mit etwas Quark und Fruchtaufstrich. Fertige Konfitüre kommt dafür ebenso in Frage wie püriertes und gesüßtes Obst. Dieses kann im Kühlschrank zwei Tage aufbewahrt werden.

Salate

Kopfsalat mit Schalotten
und Kräutern

- Salat waschen, zerteilen und gut abtropfen lassen.
- Schalotten waschen, in feine Scheiben schneiden.
- Die Kräuter waschen und mittelfein hacken.
- Joghurt mit wenig Zitronensaft, Salz, Pfeffer und Paprika verrühren.
- Kräuter in den Joghurt geben und unterrühren.
- Salatblätter daraufgeben und alles vermischen.

1 großer Kopf
grüner Salat oder
Eisbergsalat
2 Schalotten
2 Borretschblätter
½ Bund Dill
1 Bund glatte
Petersilie
einige
Melissenblätter
150 g Joghurt
(3,5 % Fett)
etwas Zitronensaft
Meersalz
Pfeffer
Paprikapulver

Bunter Kartoffelsalat

600 g Kartoffeln
1 Zwiebel
6 EL Olivenöl
400 g Salatgurken
4 Tomaten
4 Eier
1 Bund
* Schnittlauch*
Meersalz
Pfeffer
3 EL Kräuteressig

- Kartoffeln als Pellkartoffeln kochen, schälen und in Scheiben schneiden.
- Zwiebel schälen, fein würfeln und in einem Esslöffel Öl andünsten.
- Kartoffelscheiben in eine Schüssel geben und die gedünstete Zwiebel mit dem Öl darübergießen.
- Salatgurken schälen und in Scheiben schneiden.
- Tomaten waschen und in Würfel zerteilen.
- Die Eier kochen, schälen und klein schneiden.
- Schnittlauch waschen, in Röllchen schneiden.
- Alles zusammen mit Salz, Pfeffer (Menge nach Geschmack), dem Essig und dem restlichen Öl über die Kartoffeln geben.
- Gut durchmengen und vor dem Servieren eine Stunde durchziehen lassen.

Blumenkohlsalat
mit Radieschen

½ Blumenkohl
1 Bund Radieschen
2 EL Obstessig
30 g Sprossen (wie
* Alfalfasprossen)*
2 EL gehackte
* Walnüsse*
3 EL Walnussöl
1 TL Senf
Meersalz
Pfeffer
1 reife Avocado

- Den Blumenkohl putzen, dann klein schneiden.
- Radieschen waschen und in kleine Ecken schneiden. Mit einem Esslöffel Essig beträufeln.
- Die Sprossen waschen und abtropfen lassen.
- Walnüsse in einem Esslöffel Öl anrösten und zum Abkühlen auf die Seite stellen.
- Senf, den restlichen Essig und das restliche Öl zusammen mit Salz und Pfeffer zu einer Sauce verrühren.
- Die Avocado schälen, entkernen, mit einer Gabel fein zerdrücken, zum Dressing geben und verrühren.
- Dressing mit dem Blumenkohl und den Radieschen vermischen.
- Salat mit Sprossen und Walnüssen garnieren.

Suppen

Gemüsesuppe Querbeet

- Die Austernpilze putzen, in Streifen schneiden und in der Butter oder Margarine anbraten. Zur Seite stellen.
- Kohlrabi schälen und in Streifen schneiden.
- Möhren, Bohnen und Lauch waschen. Möhren putzen und in Scheiben schneiden. Gegebenenfalls Fäden der Bohnen abziehen und Bohnen in längliche Stücke schneiden. Lauch in dünne Scheiben zerteilen.
- Gemüsebrühe vorbereiten.
- Gemüse in die Brühe geben und in etwa zehn Minuten bissfest kochen.
- Sahne mit etwas heißer Gemüsebrühe verquirlen und in die Suppe rühren.
- Die Pilze dazugeben.
- Petersilie waschen, klein schneiden und in die Suppe geben.
- Mit Salz und Pfeffer abschmecken.

4 Austernpilze
1 EL Butter oder
ungehärtete
Margarine
1 Kohlrabi
300 g junge
Möhren
200 g grüne
Bohnen
1 kleine Stange
Lauch
1 l Gemüsebrühe
aus Gemüse-
brüheextrakt
100 g Sahne
1 Bund Petersilie
Meersalz
Pfeffer

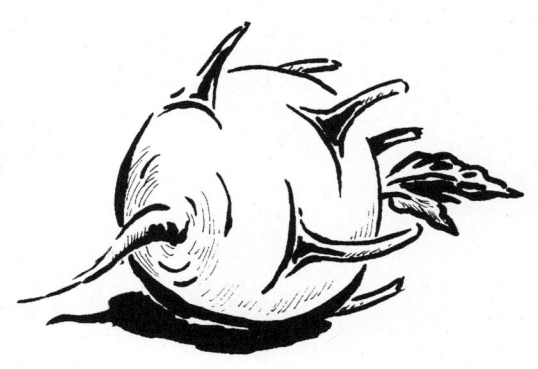

Rote Linsensuppe

1 l Gemüsebrühe
aus Gemüse-
brüheextrakt
1 mittelgroße
Zwiebel
1 Knoblauchzehe
3 EL Butter oder
ungehärtete
Margarine
200 g rote Linsen
½ Stange Lauch
etwas Petersilie
Meersalz
Pfeffer
150 g Crème
fraîche

- Gemüsebrühe vorbereiten.
- Zwiebel und Knoblauch schälen und grob würfeln. In heißem Fett glasig dünsten.
- Die Linsen zugeben und mit der vorbereiteten Gemüsebrühe auffüllen.
- Lauch waschen und in Ringe schneiden. Petersilie waschen und hacken.
- Lauch und Petersilie in die Suppe geben, dabei etwas Petersilie zum Garnieren zurückbehalten, und die Suppe mit Salz und Pfeffer würzen.
- Bei geringer Hitze etwa 25 Minuten garen.
- Vom Herd nehmen und die Suppe mit einem Pürierstab pürieren.
- Drei Viertel der Crème fraîche einrühren.
- Suppe in tiefe Teller füllen und mit der restlichen Crème fraîche und Petersilie garnieren.

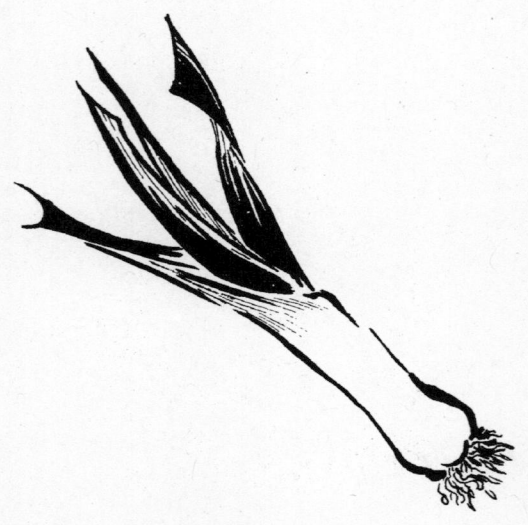

Kartoffelsuppe mit Croûtons

- Gemüsebrühe vorbereiten.
- Kartoffeln, Zwiebel und Sellerie schälen, klein schneiden und in der Gemüsebrühe etwa 20 Minuten kochen.
- Borretschblätter waschen, klein schneiden und während der letzten fünf Minuten mitkochen.
- Suppe mit dem Pürierstab pürieren und würzen. Die Sahne einrühren.
- Zwischenzeitlich das Grahambrot würfeln, Butter oder Margarine erhitzen und Brot in der heißen Butter oder Margarine anrösten.
- Die Suppe in Teller oder Tassen füllen und die Brotwürfel hineingeben.
- Mit Borretschblüten garnieren.

800 ml Gemüse-
brühe aus
Gemüsebrühe-
extrakt
500 g mehlig
kochende
Kartoffeln
1 mittelgroße
Zwiebel
1 Scheibe von einer
Sellerieknolle
einige Borretsch-
blätter
Meersalz
Pfeffer
frisch geriebene
Muskatnuss
100 g Sahne
2 Scheiben
Grahambrot
2 EL Butter oder
ungehärtete
Margarine
Borretschblüten
zur Garnitur

Gemüse

Kartoffelauflauf
amerikanische Art

400 g rote Bohnen
1 l Kochwasser für
die Bohnen
250 ml Gemüse-
brühe aus
Gemüsebrühe-
extrakt
750 g Kartoffeln
1 Zwiebel
1 Knoblauchzehe
1 frische rote
Chilischote
1 EL Olivenöl
4 Tomaten
weißer Pfeffer
Meersalz
Paprikapulver
400 g tiefgekühlter
Gemüsemais
1 grüne Paprika-
schote
1 rote Paprika-
schote
etwas Raps- oder
Olivenöl, Butter
oder ungehärtete
Margarine
2 Eier
100 g weißer
Salatkäse
griechische Art

- Rote Bohnen über Nacht – acht bis zwölf Stunden – in kaltem Wasser einweichen.
- Wasser abgießen. Bohnenkochwasser erhitzen, die Bohnen darin 45 bis 60 Minuten kochen und dann in einem Sieb abtropfen lassen.
- Gemüsebrühe vorbereiten.
- Kartoffeln als Pellkartoffeln garen und schälen.
- Kartoffeln in Spalten schneiden.
- Zwiebel abziehen, würfeln.
- Knoblauch abziehen, fein würfeln. Chilischote längs aufritzen, entkernen und in feine Streifen schneiden. Olivenöl erhitzen, Knoblauch, Zwiebelwürfel und Chili darin andünsten.
- Tomaten kurz in kochendes Wasser tauchen, enthäuten und zur Knoblauch-Chili-Mischung geben. Mit 250 ml Gemüsebrühe angießen, aufkochen und Sauce etwa zehn Minuten köcheln lassen. Mit Pfeffer, Meersalz und Paprikapulver abschmecken. Gemüsemais abspülen.
- Paprikaschoten putzen, die grüne Schote dünn abschälen, beide Schoten in Streifen schneiden.
- Die Hälfte der Kartoffelspalten in eine mit etwas Öl, Butter oder Margarine eingefettete Auflaufform geben. Den Mais, die Bohnen und Paprikastreifen einfüllen. Die zweite Hälfte der Kartoffelspalten darüberlegen.
- Alles mit der Sauce übergießen.
- Eier verquirlen und mit einem Löffel über dem Auflauf verteilen.
- Zum Schluss Käse zerbröckeln und aufstreuen.
- Den Auflauf im auf 225 °C vorgeheizten Backofen etwa 20 Minuten backen.

Gemüselasagne

- Zwiebel schälen, würfeln und in drei Esslöffel Fett anbraten.
- Möhren, Lauch und Brokkoli waschen, putzen und klein schneiden.
- Das Gemüse anschließend zu den Zwiebeln geben und andünsten.
- Petersilie waschen, klein schneiden und zum Gemüse geben.
- Gemüsemasse mit Salz, Pfeffer und Muskatnuss abschmecken.
- Für die Sauce drei Esslöffel Fett erhitzen, Mehl einrühren und gleich danach Milch und Sahne zugeben. Unter Rühren kurz aufkochen lassen und anschließend mit Salz und Muskatnuss würzen.
- Mit dem restlichen Fett eine Auflaufform ausstreichen. Etwas Sauce hineingießen und die Form mit einer Lage Lasagneblätter auslegen.
- Die Hälfte des Gemüses daraufgeben, mit etwas Käse bestreuen und mit etwas Sauce begießen.
- Es folgt die nächste Schicht Lasagneblätter. Vorgang wiederholen. Zum Schluss die obersten Lasagneblätter mit Sauce abdecken und mit Käse bestreuen.
- Im auf 200 °C vorgeheizten Backofen etwa 45 Minuten backen.

1 große Zwiebel
80 g Butter oder ungehärtete Margarine
400 g Möhren
1 kleine Stange Lauch
400 g Brokkoli
1 Bund glatte Petersilie
Meersalz
Pfeffer
frisch geriebene Muskatnuss
2 EL Weizenmehl (Type 1050)
750 ml Milch
50 g Sahne
12 Vollkorn-lasagneblätter
150 g geriebener Käse

Risotto mit Tomaten

*1 l Gemüsebrühe
aus Gemüse-
brüheextrakt
50 g Butter oder
ungehärtete
Margarine
1 EL Oliven-
oder Rapsöl
4 Schalotten
1 Knoblauchzehe
300 g Risottoreis
100 ml Wasser
8 feste Tomaten
einige Basilikum-
blätter
100 g geriebener
Käse (wie
Parmesan)
Meersalz
Pfeffer*

- Brühe vorbereiten, in einem Topf mit Ausguss erhitzen und kurz unter dem Siedepunkt warm halten.
- Butter oder Margarine und Öl in einer großen Pfanne erhitzen.
- Schalotten waschen, in kleine Stücke schneiden und im Fett dünsten, bis sie weich, aber nicht braun sind.
- Knoblauch schälen, in feine Stückchen schneiden, zu den Schalotten geben und untermengen.
- Reis in die Pfanne geben, mit einem Holzlöffel eine Minute gut verrühren, sodass alle Körner mit Fett überzogen sind und glänzen. Das Wasser angießen und unterrühren, bis die Reiskörner die Flüssigkeit aufgenommen haben.
- Eine Kelle heiße Brühe angießen und mit dem Reis kochen lassen, bis die Flüssigkeit wieder aufgenommen ist. Den Vorgang wiederholen.
- Tomaten waschen und in Stückchen schneiden.
- Nach 15 Minuten Kochzeit die Tomaten zum Reis geben. Weitere Brühe nach und nach kellenweise zugeben und wie beschrieben einkochen lassen, bis Reis und Tomaten al dente sind. Das dauert etwa zehn weitere Minuten.
- Basilikumblätter waschen und klein schneiden.
- Mit der letzten Kelle Brühe fünfzig Gramm geriebenen Käse und die klein geschnittenen Basilikumblätter zum Reis geben. Gut unterrühren und das Risotto mit Salz und Pfeffer abschmecken.
- Vom Herd nehmen, mit geschlossenem Deckel zwei Minuten durchziehen lassen, in eine vorgewärmte Schüssel füllen und mit dem restlichen Käse bestreuen.

Hirsotto mit Möhren und Kürbiskernen

- Butter oder Margarine erhitzen.
- Zwiebel schälen, würfeln und im Fett andünsten.
- Möhren waschen, schaben, in Scheibchen schneiden und zu den Zwiebeln geben.
- Gemüsebrühe vorbereiten und erwärmen.
- Kurze Zeit später die Hirsekörner zum Gemüse geben und einige Minuten mitdünsten.
- Mit der warmen Gemüsebrühe auffüllen, aufkochen lassen und bei geschlossenem Deckel und geringer Energiezufuhr etwa 25 Minuten garen.
- Mit Salz, Pfeffer und Knoblauchpulver würzen.
- Die Kürbiskerne in Öl anrösten und unter die Hirse mischen.

2 EL Butter oder
ungehärtete
Margarine
1 mittelgroße
Zwiebel
2 mittelgroße
Möhren
200 g Hirse
500 ml Gemüse-
brühe aus
Gemüsebrühe-
extrakt
Meersalz
Pfeffer
Knoblauchpulver
4 EL Kürbiskerne
4 EL Kürbiskernöl,
Sonnenblumenöl
oder Rapsöl

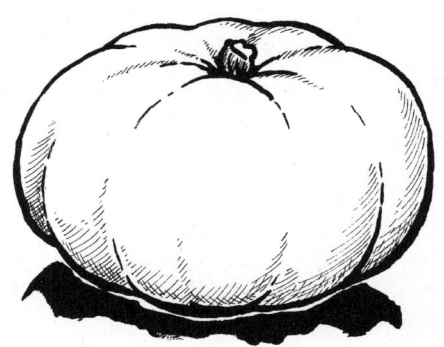

Snacks

Obstsalat rot-gelb-grün

Für zwei
  Portionen
1 Apfel
1 Birne
1 Kiwi
1 Babyananas
100 g Himbeeren
100 g Erdbeeren
1 EL flüssiger
  Honig
etwas Apfelsaft
1 EL Kokosflocken
1 EL Sonnen-
  blumenkerne

- Den Apfel und die Birne waschen, vierteln, die Kerngehäuse herausschneiden und das Obst würfeln.
- Kiwi und Ananas schälen und in Stückchen schneiden.
- Himbeeren und Erdbeeren waschen, Erdbeeren halbieren und alles in eine Schüssel geben.
- Honig mit etwas Apfelsaft verrühren und zum Obst gießen, alles vermischen.
- Die Kokosflocken und die Sonnenblumenkerne darüberstreuen.

Das Rezept kann beliebig variiert werden.

Gemüsesticks mit Dip

Für zwei
  Portionen
150 g Joghurt
50 g saure Sahne
Meersalz
1 Prise Vollrohr-
  zucker
etwas Zitronensaft
2 Knoblauchzehen
4 Möhren
4 Stangen
  Staudensellerie
einige Chicorée-
  blätter

- Für den Dip Joghurt und Sahne verquirlen und mit etwas Salz, einer Prise Zucker und ein wenig Zitronensaft abschmecken.
- Knoblauchzehen schälen, ganz fein schneiden und untermengen.
- Gemüse waschen, Möhren fein schälen.
- Gemüse in beliebig große Stifte schneiden und zusammen mit dem Dip servieren.

Vollkornbrötchen mit Nüssen

* Mehl in eine Schüssel geben. Hefe mit Honig und etwa 25 ml des lauwarmen Wassers anrühren und in die Mitte des Mehles gießen. Schüssel mit einem Tuch abdecken, Hefe gehen lassen.
* Inzwischen Walnüsse mahlen und anschließend mit dem Öl, einer Prise Salz, der aufgegangenen Hefe sowie dem Wasser und dem Mehl in der Schüssel zu einem Teig verarbeiten. Teig zudecken und so lange an einem warmen Platz gehen lassen, bis sich sein Volumen verdoppelt hat.
* Danach kurz durchkneten und eine Rolle formen. Rolle in etwa zwölf Stücke schneiden und Brötchen daraus formen. Noch einmal kurz gehen lassen.
* Brötchen im auf 200 °C vorgeheizten Backofen etwa 20 Minuten backen.

Für zwölf
Brötchen
500 g Weizen-
vollkornmehl
1 Würfel frische
Hefe oder
1 Päckchen
Trockenhefe
1 TL Honig
325 ml lauwarmes
Wasser
200 g Walnuss-
kerne
2 EL Walnussöl,
Sonnenblumenöl
oder Rapsöl
1 Prise Meersalz

Als Snack die Brötchen halbieren, beide Hälften mit Quark bestreichen und mit Radieschenscheiben oder Kresse bestreuen.

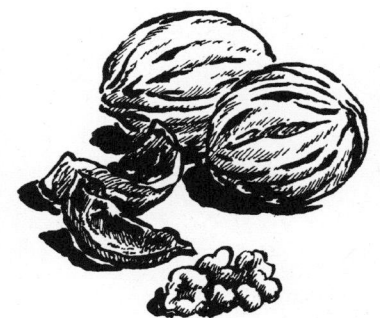

Schnelle Pfannkuchen

Für acht Pfann-
kuchen
200 g Weizen- oder
Dinkelvollkornmehl
1 Prise Meersalz
250 ml Milch
250 ml kohlen-
säurehaltiges
Mineralwasser
4 Eier
8 TL Butter oder
ungehärtete
Margarine

- In einer Schüssel mit einem Schneebesen oder den Quirlen des elektrischen Handrührers aus dem Mehl, einer Prise Salz, der Milch, dem Mineralwasser und den Eiern einen glatten Teig anrühren.
- Den Teig zugedeckt im Kühlschrank eine halbe Stunde quellen lassen.
- Pro Pfannkuchen einen Teelöffel Butter oder Margarine in der Pfanne schmelzen lassen und Pfannkuchen bei mittlerer Hitze backen; pro Pfannkuchen jeweils eine Schöpfkelle Teig durch Schwenken in der Pfanne verteilen, Pfannkuchen nach einigen Minuten wenden.

Die Pfannkuchen schmecken besonders gut mit etwas Fruchtaufstrich.

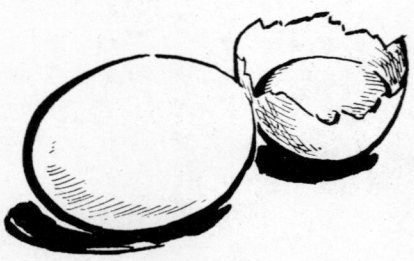

Gebäck

Obstkuchenboden

- Fünfundsechzig Gramm Fett cremig rühren. Honig hinzufügen und unterrühren.
- Die Eier zugeben.
- Mehl und Backpulver in die Masse geben und alles zu einem Rührteig verarbeiten.
- Den Teig in eine sorgfältig mit dem restlichen Fett ausgestrichene Obstkuchenform füllen, glatt streichen und 15 bis 20 Minuten im auf 170 °C vorgeheizten Backofen backen.

Der Obstkuchenboden kann beliebig mit Früchten belegt und mit einem Tortenguss überzogen werden.

Für eine Obst-
kuchenform
75 g Butter oder
ungehärtete
Margarine
65 g Honig
2 Eier
100 g Weizen-
vollkornmehl
oder Weizenmehl
Type 1050
1 TL Weinstein-
backpulver

Quark-Kirsch-Torte

- Die Kirschen waschen, abtropfen lassen und entsteinen.
- Eier in Eigelb und Eiweiß trennen.
- Den Quark mit Milch, Eigelben, Puddingpulver, Vanille und 75 g Zucker gut verrühren.
- Die Eiweiße steif schlagen. Den restlichen Zucker unter den Eischnee ziehen. Dann den Eischnee sehr vorsichtig unter die Quarkmasse heben.
- Springform mit Butter oder Margarine ausstreichen. Quarkmasse einfüllen und glatt streichen.
- Backofen auf 150 °C vorheizen.
- Kirschen auf der Torte verteilen, etwas eindrücken und den Kuchen in den Ofen schieben.
- Die Backzeit beträgt zwei Stunden.

Für eine
Springform
500 g Kirschen
2 Eier
750 g Magerquark
150 ml Milch
2 Päckchen
Vanillepudding-
pulver
etwas gemahlene
Vanille
125 g Vollrohr-
zucker
1 TL Butter oder
ungehärtete
Margarine

Sandkuchen

Für eine Kasten-
oder
Gugelhupfform
250 g Butter oder
ungehärtete
Margarine
220 g Honig
4 Eier
etwas gemahlene
Vanille
1 Prise Meersalz
1 Päckchen
Weinstein-
backpulver
500 g Weizen-
vollkornmehl
250 ml Milch
etwas Butter oder
ungehärtete
Margarine

- Butter oder Margarine mit Honig schaumig rühren.
- Eier nach und nach hinzufügen. Vanille und die Prise Salz einrühren.
- Backpulver und Mehl zur Fett-Eier-Masse geben, unterrühren und zum Schluss die Milch hinzufügen.
- Kasten- oder Gugelhupfform mit etwas Butter oder Margarine einfetten.
- Teig in die gefettete Form füllen und im auf 180 °C vorgeheizten Backofen etwa eine Stunde backen.

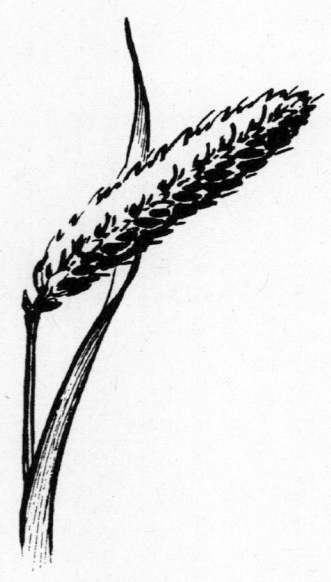

Abendessen
Gefüllte Piroggen

- Fünfhundert Gramm Mehl in eine Schüssel sieben. Zwei Eier, die Milch und eine Prise Salz zugeben und alles zu einem glatten Teig verkneten. 30 Minuten ruhen lassen.
- Pilze putzen, Stilenden kappen und Pilze in wenig Salzwasser zehn Minuten kochen, bis sie weich sind. Abgießen, abtropfen lassen und fein hacken oder durch den Fleischwolf drehen.
- Wenn Weißkraut verwendet wird, dieses in Streifen schneiden, blanchieren, abtropfen lassen und hacken.
- Zwiebeln schälen, fein hacken. Butter oder Margarine in einer Pfanne schmelzen und Zwiebel darin glasig dünsten.
- Ein Drittel der Zwiebel-Butter-Mischung – die restlichen zwei Drittel bleiben in der Pfanne – mit den Bröseln und den übrigen zwei Eiern zu den Pilzen oder dem Kraut geben. Die Füllung gut vermischen und mit Salz, Pfeffer sowie gemahlenem Kümmel abschmecken.
- Den Teig auf einer bemehlten Fläche sechs bis sieben Millimeter dick ausrollen und in zwölf Quadrate schneiden. Etwa einen Teelöffel Füllung auf jedes Teigquadrat geben und Quadrate zu Teigtaschen formen, wobei man die Ränder fest zudrücken muss. Die Ecken je einmal umknicken.
- Wasser mit Salz in einem großen Topf zum Kochen bringen. Die Teigtaschen im kochenden Salzwasser etwa zehn Minuten ziehen lassen. Mit einem Sieblöffel herausnehmen, gut abtropfen lassen und mit der Butter und den Zwiebeln aus der Pfanne servieren – zuvor die Zwiebeln nochmals warm machen.

Für zwölf
Piroggen
520 g Weizen-
vollkornmehl
oder Weizenmehl
Type 1050
4 Eier
200 ml Milch
Meersalz
500 g frische Pilze
(wie Steinpilze)
oder 500 g
Weißkraut
3 große Zwiebeln
200 g Butter oder
ungehärtete
Margarine
100 g Vollkorn-
semmelbrösel
Pfeffer
frisch gemahlener
Kümmel
3 l Wasser
zum Kochen

Kartoffelbrot

Für ein
 Kartoffelbrot
250 g Kartoffeln
100 ml Kartoffel-
 kochwasser
120 ml Milch
500 g Weizen-
 vollkornmehl
1 Würfel frische
 Hefe oder
1 Päckchen
 Trockenhefe
1 TL Meersalz
1 EL Honig
2 EL Butter oder
 ungehärtete
 Margarine

- Kartoffeln schälen, 20 Minuten kochen und ab-gießen – dabei das Kartoffelkochwasser auffan-gen und 100 ml abmessen. Die Kartoffeln zer-stampfen. Kochwasser und 100 ml Milch mischen, zu den Kartoffeln geben und einar-beiten, sodass ein Kartoffelbrei entsteht.
- Das Mehl in eine Schüssel geben. In die Mitte eine Mulde drücken und die Hefe hineinge-ben. Die restliche Milch, Salz und Honig ebenfalls in die Mulde füllen und die Hefe da-mit verrühren. Hefe 20 Minuten gehen lassen.
- Kartoffelbrei hinzufügen und alles mit den Knethaken des Handrührgerätes zu einem Teig verarbeiten – zum Schluss eventuell mit der Hand kneten. Teig an einem warmen Ort eine Stunde gehen lassen, bis sich sein Volumen etwa verdoppelt hat. Nochmals durchkneten.
- Eine große Kastenform mit der Butter oder Mar-garine ausfetten. Teig in die Kastenform geben.
- Backofen auf 200 °C vorheizen und das Brot darin eine Stunde backen.

Kartoffelbrot schmeckt gut mit vegetarischer Paste. Wer mag, kann Brotaufstriche auch selbst herstellen, bei-spielsweise einen Quarkaufstrich.

Selbst gemachter Quarkaufstrich
- 100 g Magerquark mit 50 g weicher Butter und etwas saurer Sahne gut verrühren.
- Nach Belieben Scheiben einer Gewürzgurke, Zwiebelwürfelchen, Senf, Paprikapulver, Ka-pern, frische Kräuter und Ähnliches einrühren.
- Masse mit Salz und Pfeffer abschmecken.
- Das Rezept lässt sich immer wieder variieren.

Pizzaschnitten mit Pilzen

- Für den Teig Quark mit Milch, Öl, Zucker, Salz und Ei glatt rühren.
- Das mit Backpulver vermischte Mehl hinzufügen und die Masse mit der Hand weiter verarbeiten, bis ein geschmeidiger Teig daraus entstanden ist. Anschließend eine Stunde im Kühlschrank aufbewahren.
- Ein großes, rechteckiges Backblech mit dem Öl oder der Margarine einfetten.
- Teig auswellen und Backblech damit auslegen.
- Für den Belag Tomatenmark mit den Gewürzen mischen und auf den Teig streichen.
- Tomaten und Pilze waschen, trockentupfen. Tomaten in dicke Scheiben schneiden, Pilze halbieren.
- Zwiebeln schälen und ebenfalls in Scheiben schneiden.
- Dann Tomaten, Pilze, Zwiebeln und Oliven gleichmäßig auf dem Teig verteilen.
- Kräuter waschen, trockentupfen und klein geschnitten über das Gemüse geben.
- Zum Schluss den geriebenen Käse ebenfalls gleichmäßig über alles verteilen. Wenn Mozzarella verwendet wird, diesen in Scheiben schneiden und die Scheiben auf das Gemüse setzen.
- Die Pizza im auf 210 °C vorgeheizten Backofen etwa 30 Minuten backen.

Für den Teig
150 g Magerquark
2 – 3 EL Milch
50 g Raps- oder
  Sonnenblumenöl
1 Prise Vollrohr-
  zucker
1 TL Meersalz
1 Ei
1 Päckchen
  Weinstein-
  backpulver
300 g Weizenmehl
  (Type 1050)
2 EL Sonnen-
  blumenöl
  oder ungehärtete
  Margarine

Für den Belag
125 g Tomaten-
  mark
Paprikapulver
Pfeffer
Knoblauchpulver
10 frische Tomaten
125 g Pilze
2 Zwiebeln
einige Oliven
½ TL getrockneter
  Thymian
½ TL getrockneter
  Oregano
200 g Reibekäse
  oder Mozzarella

Getränke

Erdbeermilch

Für ein großes
Glas
100 g frische
Erdbeeren
125 ml Milch
etwas gemahlene
Vanille
etwas Vollrohr-
zucker oder
Honig
1 – 2 EL Sahne

- Die Erdbeeren waschen, putzen und pürieren.
- Mit der Milch mischen und mit den übrigen Zutaten abschmecken.

Vitamindrink

Für ein Glas
125 ml schwarzer
Johannisbeersaft
1 TL Sanddornsaft
60 ml Apfelsaft
zerstoßenes Eis

- Säfte gut miteinander mischen und auf Eis servieren.

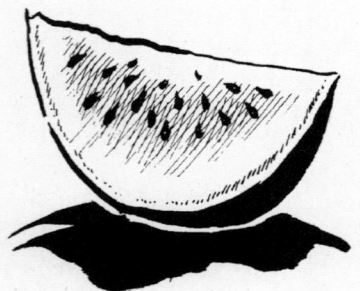

Tomatenaperitif

- Gurke schälen und in Scheiben schneiden.
- Frisches Basilikum waschen und klein schneiden.
- Gurke und Basilikum zusammen pürieren, dabei vier Gurkenscheiben zurücklassen. Gurkenmus mit dem Tomatensaft vermischen und das Getränk mit den Gewürzen abschmecken.
- In vier Gläser füllen, auf jedem Aperitif eine Gurkenscheibe schwimmen lassen.

Für vier Gläser
½ Salatgurke
etwas getrocknetes
*   oder frisches*
*   Basilikum*
500 ml Tomaten-
*   saft*
Meersalz
Tabasco
1 Prise
*   Vollrohrzucker*
*   nach Belieben*

Möhrendrink mit Kresse

- Möhrensaft mit den Gewürzen abschmecken und gut umrühren.
- Mit Mineralwasser auffüllen.
- Kresse waschen und den Drink damit bestreuen.

Für ein Glas
125 ml Möhrensaft
Zwiebelpulver
Meersalz
etwa 50 ml
*   Mineralwasser*
etwas Kresse

Minzen-Eistee

Für vier Gläser
2 Beutel Pfeffer-
  minztee
600 ml Wasser
2 Gewürznelken
einige frische
  Pfefferminzblätter
4 – 8 Eiswürfel
Vollrohrzucker
  nach Belieben

- Pfefferminztee kochen.
- Frisch gebrühten, heißen Tee in ein Bowlegefäß füllen.
- Nelken und Pfefferminzblätter einrühren. Zwei bis drei Stunden kalt stellen.
- Nelken herausnehmen.
- In vier Gläser jeweils einen bis zwei Eiswürfel geben und den Tee aufgießen.
- Nach Belieben mit Zucker süßen.

Tipp: In die Eiswürfel Pfefferminzblätter einfrieren.

Hagebutten-Mix

Für vier Gläser
2 Beutel Hage-
  buttentee
500 ml Wasser
1 EL Hagebutten-
  mark
100 ml Milch
Vollrohrzucker
  nach Belieben

- Hagebuttentee kochen.
- Hagebuttenmark, Milch und Zucker unter kräftigem Rühren mit dem Tee vermischen.

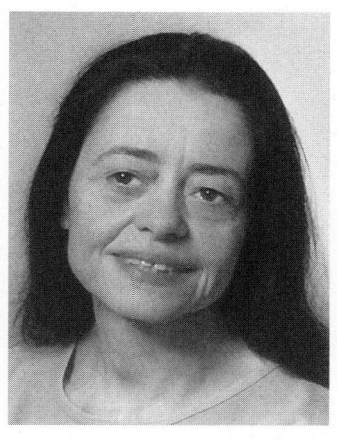

Die Autorin

Sigrid Oldendorf-Caspar, Jahrgang 1954, studierte Pädagogik, Germanistik und Slavistik. Aufgrund ihrer langjährigen Erfahrung als Chefredakteurin des »RefomhausKurier« und Redakteurin weiterer Kundenzeitschriften aus den Bereichen Gesundheit und Ernährung verbindet sie für ihren ersten Ratgeber wissenschaftliche Erkenntnisse kompetent mit praktischen Tipps für den Alltag.

Sie hat selbst eine menstruelle Migräne. Durch jahrelange Selbstbeobachtung und Herausfinden der zusätzlichen Triggerfaktoren hat sie diese so gut im Griff, dass sie nur selten Schmerzmittel nimmt und nur etwa zweimal im Jahr eine Attacke so heftig wird, dass sie sich wegen der Kopfschmerzen hinlegen muss, das heißt einen Tag nicht arbeiten kann.

Frau Oldendorf-Caspar lebt mit ihrer Familie in Frankfurt am Main.

Index

Adressen

Verbände und Foren

MigräneLiga e. V.
Westerwaldstraße 1
65462 Ginsheim-Gustavsburg
www.migraeneliga-deutschland.de

**Deutsche Migräne- und
Kopfschmerz-Gesellschaft e. V.**
Medizinische Psychologie im Zentrum für
Nervenheilkunde an der Medizinischen
Fakultät der Universität Rostock
Gehlsheimer Straße 20
18147 Rostock
www.dmkg.de

Stiftung Kopfschmerz
Schönhauser Allee 172 a
10435 Berlin
www.stiftung-kopfschmerz.de

Deutsche Schmerzliga e. V.
Adenauerallee 18
61440 Oberursel
www.schmerzliga.de

Deutsche Schmerzhilfe e. V.
Sietwende 20
21720 Grünendeich
www.schmerzinfos.de

**Forum Schmerz im Deutschen
Grünen Kreuz e. V.**
Schuhmarkt 4
35037 Marburg
www.forum-schmerz.de
www.dgk.de

NAKOS
Nationale Kontakt- und
Informationsstelle zur Anregung und
Unterstützung von Selbsthilfegruppen
Wilmersdorfer Straße 39
10627 Berlin
www.nakos.de

Österreichische Schmerzgesellschaft
Porzellangasse 35/Top 3
1090 Wien
www.oesg.at

Kopfschmerz-Forum
Komitee zur Unterstützung
von Patienten mit Migräne
Am Haaberg 59a
3300 Amstetten / Österreich
www.kopfschmerzforum.at

Swiss Migraine Trust Foundation
Postfach 4037
4002 Basel
www.migraine-action.ch

Förderverein Migraine Action
Postfach 211
4103 Bottmingen / Schweiz
www.migraine-action.ch

Kopfschmerz-Forum
www.kopfschmerz-forum.eu

Migränesprechstunde
www.migraenesprechstunde.de

Schmerzkliniken

**Ostdeutsches
Kopfschmerzzentrum (OKZ)**
Schönhauser Allee 172 a
10435 Berlin
www.ostdeutsches-
kopfschmerzzentrum.de

**Zentrum Kinderschmerztherapie
am Klinikum Heidberg**
Haus 10
Tangstedter Landstraße 400
22417 Hamburg
www.delfin-kids.de

**Neurologisch-
verhaltensmedizinische
Schmerzklinik Kiel**
Heikendorfer Weg 9 – 27
24149 Kiel
www.schmerzklinik.de

**Medizinisch-Psychosomatische
Klinik Bad Bramstedt**
Birkenweg 10
24576 Bad Bramstedt
www.schoen-kliniken.de

**SCHLEI-Klinikum
Schleswig FKSL GmbH**
Am Damm 1
24837 Schleswig
www.schlei-klinikum-schleswig-fksl.de

Median Klinik für Rehabilitation
Klinik Flachsheide
Forsthausweg 1
32105 Bad Salzuflen
www.flachsheide.de

Berolina Klinik Löhne
Fachklinik für Psychosomatik,
Psychotherapie, Verhaltensmedizinische
Orthopädie (VMO) und für Neurologie
Bültestraße 21
32584 Löhne
www.rehaklinik.de/berolina

**Migräne- und
Kopfschmerzkompaktkur des
Kneipp-Heilbads Bad Endbach**
Kurverwaltung Bad Endbach
Herborner Straße 1
35080 Bad Endbach
www.migraenekur.de

**TCM Abteilung Johanniter-
Krankenhaus Radevormwald**
Siepenstraße 33
42477 Radevormwald
www.tcm-johanniter.de

**Universitätsklinikum Essen
Westdeutsches
Kopfschmerzzentrum**
Hufelandstraße 26
45147 Essen
www.westdeutsches-
kopfschmerzzentrum.de

**Fachklinisches Migräne-
Diagnose-Zentrum Taneri**
Diagnosezentrum
im Business-Center 2000
Ackerstraße 33
47229 Duisburg
www.migraeneklinik.de

Gezeiten Haus Klinik
Fachkrankenhaus für Psychosomatische
Medizin und Traditionelle Chinesische
Medizin (TCM)
Venner Straße 55
53177 Bonn
www.gezeitenhaus.de

**Migräne und Kopfschmerzklinik
Königstein**
Ölmühlweg 31
61462 Königstein im Taunus
www.migraene-klinik.de

**Stiftung Deutsche Klinik
für Diagnostik GmbH**
Aukammallee 33
65191 Wiesbaden
www.dkd-wiesbaden.de

Neurologische Klinik Selzer
Murgtalstraße 656
72270 Baiersbronn-Schönmünzach
www.selzer.de

Augenklinik Höh
Migräne-Kopfschmerz-Zentrum
Alte Kreisstraße 40
76149 Karlsruhe
www.migraeneklinik-karlsruhe.de

Neurologische Klinik Elzach
Am Tannwald 1
79215 Elzach
www.neuroklinik-elzach.de

**Medizinisch-Psychosomatische
Klinik Roseneck**
Am Roseneck 6
83209 Prien am Chiemsee
www.schoen-kliniken.de

Psychosomatische Klinik Windach
Schützenstraße 100
86949 Windach
www.klinik-windach.de

**Malteser Klinik
Dr. von Weckbecker gGmbH**
Fachklinik für Naturheilverfahren
Rupprechtstraße 20
97769 Bad Brückenau
www.weckbecker.com

Schmerzklinik am Arkauwald
Fachklinik für spezielle Schmerztherapie
Arkaustraße
97980 Bad Mergentheim
www.schmerz.com

Andere Bücher aus dem pala-verlag

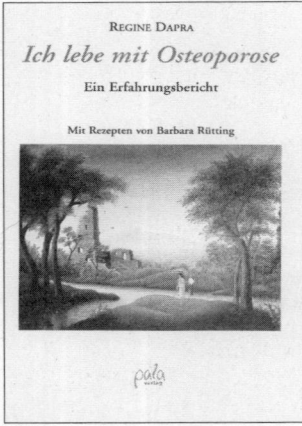

Regine Dapra:
Ich lebe mit Osteoporose
ISBN: 978-3-89566-148-8

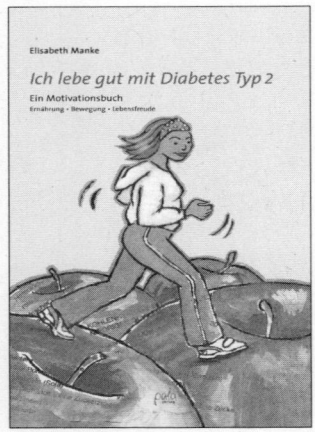

Elisabeth Manke:
Ich lebe gut mit Diabetes Typ 2
ISBN: 978-3-89566-216-4

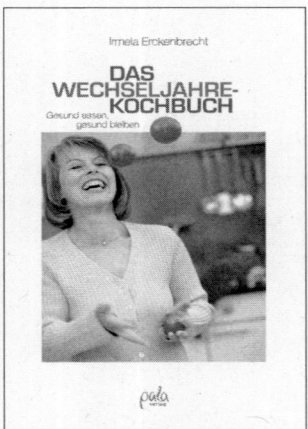

Irmela Erckenbrecht:
Das Wechseljahrekochbuch
ISBN: 978-3-89566-212-6

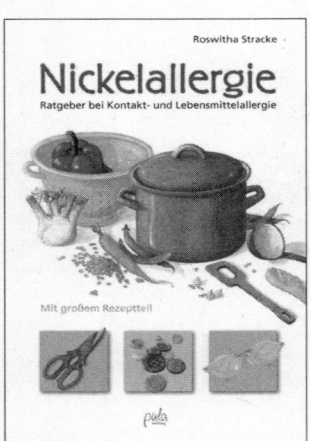

Roswitha Stracke:
Nickelallergie
ISBN: 978-3-89566-228-7

Vegetarisches aus aller Welt

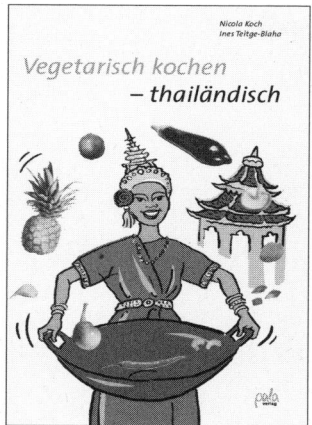

Koch / Teitge-Blaha:
Vegetarisch kochen – thailändisch
ISBN: 978-3-89566-202-7

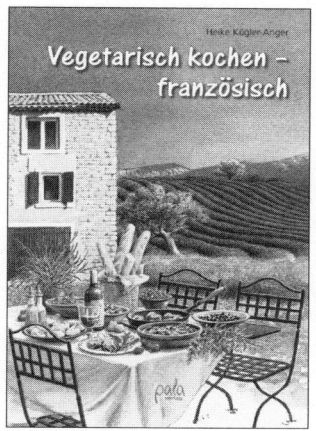

Heike Kügler-Anger:
Vegetarisch kochen – französich
ISBN: 978-3-89566-224-9

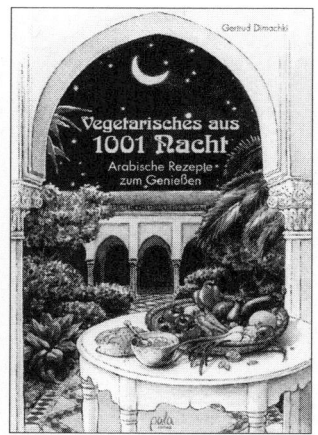

Gertrud Dimachki:
Vegetarisches aus 1001 Nacht
ISBN: 978-3-89566-169-3

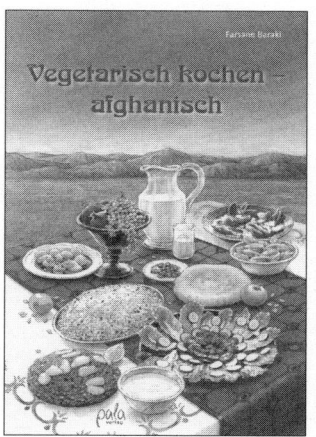

Farsane Baraki:
Vegetarisch kochen – afghanisch
ISBN: 978-3-89566-213-3

Gesamtverzeichnis bei: pala-verlag, Rheinstraße 35, 64283 Darmstadt
www.pala-verlag.de, E-Mail: info@pala-verlag.de

ISBN: 978-3-89566-238-6
© 2008: pala-verlag,
Rheinstr. 35, 64283 Darmstadt
www.pala-verlag.de

Alle Rechte vorbehalten
Umschlaggestaltung: Daniel Kleimenhagen, Designer AGD, Hildesheim
Umschlagbilder: Digitalstock
Illustrationen: Margret Schneevoigt

Lektorat: Angelika Eckstein

Druck: fgb • freiburger graphische betriebe
www.fgb.de
Printed in Germany

Dieses Buch ist auf Papier aus 100 % Recyclingmaterial gedruckt.